Gノート contents

患者を診る 地域を診る まるごと診る
総合診療の
2018年 Vol.5 No.3 4

特集

何から始める!?
地域ヘルスプロモーション

研修・指導にも役立つ　ヒントいっぱい Case Book

編集／井階友貴〔福井大学医学部地域プライマリケア講座（高浜町国民健康保険和田診療所）〕

- 専攻医／指導医の ホンネ, 聞きました！ ………………………………………………………… 330
- 特集にあたって 〜なぜ地域志向アプローチは難航するのか？ ポートフォリオを例に ……… 井階友貴　331
- プライマリ・ケアのACCCA 〜ACCCAから地域へ踏み出す一歩を考える
  ………………………………………………………………………………………………… 藤井麻耶，鄭　真徳　333
- PRECEDE-PROCEED モデル 〜地域全体を巻き込んだ健康づくりの理論と実際
  ……………………………………………………………………………………………… 廣瀬英生，後藤忠雄　340
- 多職種連携 〜多職種で共通のビジョンをもとう …………… 髙橋聡子，吉本　尚，横谷省治　349
- 住民協働・住民活動 〜住民のパワーを引き出すきっかけづくり ……………………… 井階友貴　357
- CBPR 〜コミュニティをエンパワメントする実践研究 ………………………… 孫　大輔　364
- 健康の社会的決定要因 〜地域のなかで健康の社会的要因について考える ………… 増山由紀子　371
- ソーシャル・マーケティング 〜民間事業者の顧客獲得ノウハウを公的な保健事業に取り入れる
  ……………………………………………………………………………………………… 四方啓裕，越林いづみ　377
- 医療・福祉政策 〜行政や多職種とともに住民のニーズに向き合う ……… 森　冬人，若山　隆　384

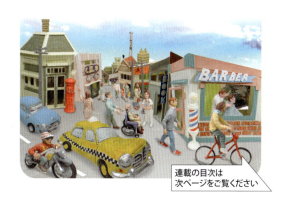

連載の目次は次ページをご覧ください

連載

赤ふん坊やの「拝啓 首長さんに会ってきました☆」 [新連載]
～地域志向アプローチのヒントを探すぶらり旅～
第1回　福井県　高浜町　野瀬　豊 町長
………井階友貴　323

どうなる日本⁉ こうなる医療‼
遠隔医療のこれまで，これから②　開発が進む 遠隔医療の今
………竹村昌敏　397

Common disease 診療のための ガイドライン早わかり
第25回　狭心症・心筋梗塞②
………佐々木隆史　401

聞きたい！知りたい！薬の使い分け
第25回　胃薬を症状から選択していくには？
………篠浦　丞　418

「伝える力」で変化を起こす！ヘルスコミュニケーション
医師×医療ジャーナリストが考える臨床でのコツ
第4回　患者さんが指導を聞いてくれない，どうする？
………市川　衛，柴田綾子　429

なるほど！使える！在宅医療のお役立ちワザ
第19回　在宅CKD患者のみかたと腹膜透析　～多職種で行うアシストPD
………宮崎正信　435

優れた臨床研究は，あなたの診療現場から生まれる
総合診療医のための臨床研究実践講座
第6回　メンターがいない　～誰に，どのようにして，メンタリングを求めればよいか？
………柏﨑元皓，神廣憲記　441

みんなでシェア！総合診療Tips [新連載]
第1回　自己主導型学習を支える仕組み ― SEA ―　～優秀ポートフォリオ賞2年連続受賞のヒミツ
………在原房子，佐藤健太　450
〔北海道勤医協 総合診療・家庭医療・医学教育センター（GPMEC）〕

思い出のポートフォリオを紹介します
第23回　学生・研修医に対する1対1の教育　～教育が難しいと感じたときの対応とは？
………松澤廣希，太田龍一　454
〔沖縄県立中部病院 プライマリ・ケア医コース（島医者養成コース）〕

羊土社おすすめ書籍立ち読みコーナー……458	バックナンバー……474
羊土社書籍のご案内……464	次号予告……475
お知らせ……471	奥付……476
取扱書店一覧……472	

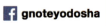 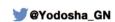

表紙立体イラストレーション／野崎一人

新連載

赤ふん坊やの「拝啓 首長さんに会ってきました☆」
～地域志向アプローチのヒントを探すぶらり旅～

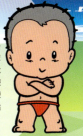

赤ふん坊や
福井県高浜町のマスコットキャラクター．昭和63年生まれの元祖ゆるキャラにして，永遠の6歳．住民一行政一医療の協働の象徴として地域医療たかはまモデルを支える，陰の立役者．

第1回 《福井県 高浜町》 野瀬 豊 町長

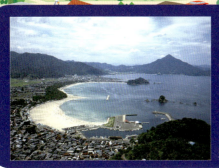

《地域の概要》福井県・高浜町
人　口：10,500人（高齢化率30％）
面　積：72 km²（人口密度146人/km²）
地域の特性：アジアではじめてビーチの国際環境認証「ブルーフラッグ」を取得した，8 km続く海岸が自慢の，福井県最西端に位置する町．町内に病院1（急性期40床），診療所3（無床）．主な産業は漁業，農業，観光業，発電所関連産業．

写真はブルーフラッグを取得した若狭和田ビーチと町の全景

福井県高浜町の野瀬豊町長は，当時県内最年少の48歳で町長になった，元パティシエさんです！市区町村単独では全国初となる医学部寄附講座を福井大学に設置したんだって！！そんな町長さんの思いはどこから出てきているのか？お話を聞いてきました！

町民が住んでいることを誇れる町へ

赤ふん坊や　野瀬町長，こんにちは！高浜町って，2016年4月にアジアではじめてビーチの国際環境認証「ブルーフラッグ」を取得した若狭和田ビーチをはじめ，8 km続く8つの海水浴場が印象的な町だよね！夏は海水浴，冬は海の幸，とってもいいところだよ！！皆さん，ぜひ高浜町に遊びに来てくださいね～♪　読んでいただきありがとうございました！（第1回　終）

野瀬　ちょっとちょっと！今日は取材じゃなかった？

坊や　はっ！そうでした！！つい本業のくせが☆　町長は，元パティシエなんだよね！おとなしくケーキつくってりゃよかったものを，どうしてまた調子に乗って町長なんかに？

野瀬　地元だからって失礼すぎでしょ（笑）私は高浜町に生まれ育ち，いったん東京に出ましたが，22歳で高浜へUターンで戻ってきました．パティシエとして懸命に働いて，地元の人に喜んでもらおうとさまざまな洋菓子をプロデュースしていました．がむしゃらに頑張ってきて，30代後半になり，ふと気になったのが，住んでいる地元高浜町の今後の在り方でした．減少に転じる人口，にわかに減少する海水浴客……．そんな39歳のときに，町議会議員補欠選挙があり，思い立って立候補して当選し，約4年間町議会議員として地域のプロデュースについて発案していきました．そのなかで町への思いがどんどん膨らんでいき，自然と町長をめざすようになりました．44歳で町長選

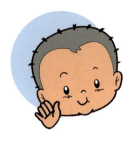

に初出馬したものの惜敗し，町の皆さんの応援もあって，48歳のときに初当選したんです．

坊や　へ～〔意外とちゃんと考えてたんだぁ（汗）〕．じゃあ町長は，この町をどんな町にしたいと思ってるの？

野瀬　この町はとにかく景観がきれいな町です．さっき紹介してくれたブルーフラッグ取得をはじめ，海が自慢なことは確かですが，若狭富士と称される町の西端の青葉山も素晴らしく，とにかく自然が豊かです．そこに住むわれわれは，漁業や農業，観光業などの恩恵を受けて生活しています．人口規模的に日本のちょうど1万分の1の縮図の町として，地方の小さい町だけど町民が住んでいることを誇れる町にしたいですね．

坊や　ボクも，町民が赤ふんを締めていることを誇れる町にしたいです！　赤ふん条例の制定，よろしくお願いします！！

野瀬　か，考えとくね……（汗）

住民・行政・専門職がバランスよく取り組む

坊や　高浜町では今，医療や健康に関して，どんなことに取り組んでるの？

野瀬　私が町長になった平成20年（2008年）は，まずとにかく町の医療が危ない状況でした．平成13年に町内に13名いた医師は，平成20年には5名にまで減少し，社会保険高浜病院（現・JCHO若狭高浜病院）は一時期2名まで医師数が減少して，存続が危ぶまれていました．私はマニフェストにも地域医療の充実を掲げ，当選してすぐに地域医療対策ワーキンググループを結成，そこで出た地域医療対策専任部署および全国初の市区町村単独医学部寄附講座の設置案を実現させ，「地域医療推進室」および「福井大学医学部地域プライマリケア講座」が誕生しました．ワーキンググループで特に重要な課題としてあがっていた「医師不足」と「住民の関心のなさ」について，町と大学がタッグを組んで「医学教育」と「住民啓発」に取り組み，年間120名以上の学生・研修医の訪れる町となりました．そのなかから町に残ってくださる医師が現れ，平成29年度の医師数は13名まで回復しました．

また，住民の立場で地域医療のためにできることを模索し実行する有志団体「たかはま地域医療サポーターの会」が立ち上がり，地域医療を守り育てる五か条（関心を持とう，かかりつけを持とう，からだづくりに取り組もう，学生教育に協力しよう，感謝の気持ちを伝えよう）を提言され，町内での普及啓発活動に取り組んでいただいた結果，町民の医療への関心も高まったように感じています．そしてさらに最近では，「まちに出るほど健康になれるまち」をめざした取り組みを"地域主体"に，つまり，住民も行政も専門職も，みんなが一体となって取り組んでおり，その1つが，通称「健高カフェ」と呼んでいる「けっこう健康！高浜☆わいわいカフェ」という集会です．分野・立場に関係なく自由参加で月1回まちなかのコミュニティスペースに集まり，毎回テーマを設定して自由におしゃべりをするなかで，それぞれの立場でできることを掘り起こし，無理なくできる範囲で実現させていく取り組みです．専門職だけ，行政だけが頑張っている地域は数多くあると思いますが，住民・行政・専門職がバランスよく前向きに取り組んでいるのが，うちの町の自慢です．そんな取り組みのきっかけを出してくれている高浜町内の総合診療医の先生方には感謝していますし，逆にわれわれ行政は総合診療医の先生方が動きやすい環境を用意する必要があるのでしょう．

坊や　じゃあ，ボクにも動きやすい最高級赤ふんを用意

してくれるんだね!? わーいわーい＼(^o^)／
野瀬 ら，来年度の予算案に入るといいね……（汗）

100年後も存続できる町をめざして

坊や では，高浜町はこれからどんな課題に取り組んでいきますか？

野瀬 そうですね，今，健康分野において，地域のつながりや絆といった「ソーシャル・キャピタル」を地域主体に醸成させていく流れができつつあります．これは，人口減少社会において，地域全体の取り組みとして発展させないと十分に効果が発揮されないと思いますし，健康以外の分野のためにもそうすべきだと感じているところです．例えば今，健高カフェから発信された取り組みとして，高浜町オリジナルの「赤ふん坊や体操」を健康分野×教育分野で開発し，これをただ単に介護予防体操とするのではなく，あらゆる年代のあらゆる機会に体操を通じて地域のつながりを醸成するようなきっかけにできればという動きがあります．このような全町的な動きを行政として全力で支援し，100年後も存続できる町をめざしていきたいと思います．

坊や そうそう，ボクの体操ができたんだよね！！ もちろん赤ふん一丁でやる体操でしょ？

野瀬 そんな町，10年ともたないよね……（涙）

専門職側から距離を近しく

坊や では，町長が総合診療医にしてほしい，こうあってほしいと思うことを教えてください！！

野瀬 そうですね，医療や健康の分野は，箱モノの

コラム 赤ふんウォッチ！

実際に，「けっこう健康！高浜☆わいわいカフェ」にお邪魔しました！ 平日の夜にもかかわらず，20人以上の人が集まっていました．たかはま地域医療サポーターの会や役場ヘルスケア関連部署，病院・診療所の皆さんだけじゃなく，公民館やまちづくり系NPO法人，役場総合政策・教育・産業関連部署の皆さんなど，バラエティ豊かな参加者でした．この回は海の町・高浜らしく，「魚」をテーマにおしゃべりしていたよ．さまざまな食材を使ったつみれ鍋の屋台をやろう！とか，町オリジナルのたい焼きを開発しよう！とか，楽しそうなお話だったけど，正直，これって健康に関係あるの？って思っちゃった(^_^;) 町から健康のまちづくりプロデューサーを委嘱されて健高カフェを提案している，福井大学医学部地域プライマリケア講座の井階友貴先生曰く，「世の中のあらゆる事象は健康に結びついているんです．健康と関係なさそ

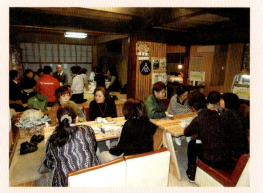

健高カフェの様子．「ふんどし」をテーマに開催してくれないかな〜☆

うなことをきっかけに地域のつながりや社会参加が増えることが，町民と町が健康になっているということなんですよ．最近では，いかに"健康"という言葉を使わないかに固執しています（笑）」とのこと．その方が，健康に無関心な人とも一緒にやっていけるんだって！ ボクも，いかに赤ふんと言わずに赤ふんを普及できるか，考えよっと！

コラム 今回の 赤ふん坊やマネージャーの 地域志向アプローチのタネ

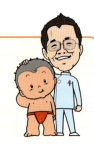

「ソーシャル・キャピタル」

　日本語で「社会関係資本」などと訳される，人々の協調・協力関係を促進し，社会を円滑・効率的に機能させる要素の集合概念のこと．人々の結束や絆，互助，社会参加，信頼関係，付き合い・交流などによってもたらされる効果・利益を指します．このソーシャル・キャピタル，これからの日本に非常に重要だと考えているのですが，その理由は，優れている地域はそうでない地域と比して死亡率が低いなど，健康分野での強力な効果が確認されているだけでなく，教育や治安，経済といった分野にまで効果をもたらすことがわかっているからです（図）．また，健康にとらわれない広い概念なので，健康の切り口では引っかからない無関心層へのアプローチとしても優れた視点です．ただし，強制的につながったり，経済的負担の大きいつながり方をしたりすると，逆の効果も発生しうるので，注意が必要です．総合診療医として，このあたりの効果を知りつつ地域にかかわっていくことで，より深い地域志向アプローチを実施できるでしょう．

健康	教育	治安	経済
・（健康）寿命の延伸 ・健康感の向上 ・ストレスの軽減 ・出生率の向上 　　　　　　など	・成人生活への潤滑な移行 ・コミュニケーション能力の向上 ・保護者負担の軽減 　　　　　　など	・犯罪の減少 　　　　　　など	・失業率の低下 ・起業の促進 ・地域経済の活性化 　　　　　　など

図　ソーシャル・キャピタルの幅広い効果

ような成果が目に見えにくい分野ですよね．しかも，専門的で難しく，非専門職からは敬遠されがちかとも思います．そんな分野だからこそ，専門職側から距離を近しくしてくださることは，行政として非常に嬉しいことです．距離が近いというのは，仲がよい，気が知れているということだけではなく，医療や健康分野に固執せずに，幅広い視点でかかわってきてくれるということも含んでいます．高浜町では，"いか☆やん"こと井階友貴先生をはじめ，総合診療医の先生方が私ともあだ名で呼び合うほど本当にフレンドリーで，しかも驚くほど地域全体に目線が向いています．その

ように，健康分野と分野外とのギリギリのところを攻められる総合診療医の先生が各地に増えれば，地方自治体，ひいては日本が救われると確信しています．

坊や　そうだよね，いか☆やんは，赤ふん一丁のボクに白衣を着せたりして，ギリギリのところを攻めてるもんね！ギリセーフだけど☆

野瀬　アウトだと思います……（汗）

坊や　では最後に，全国の読者の皆さんへ，メッセージをお願いします！

野瀬　地方は人口減少など暗い話題が多いですが，逆に，人が求められている，舞台が用意されてい

る，実現できるというよさも秘めているところです．皆さんが活躍できる場は東京ではなく高浜です！ぜひ高浜町での勤務をご検討ください♪

坊や ボクからもお願いします，ボクと一緒に赤ふんを世界に広めてくれる人を募集します！20名まで，役場で責任もちますので☆

野瀬 え？（汗）

坊や 野瀬町長，今日は忙しいなかありがとう！次回は，宮崎県延岡市の首藤正治前市長にお話を聞いてきます！お楽しみに〜☆☆☆

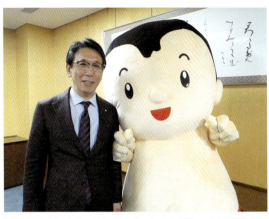

取材の記念にウチのめいやーと，赤ふん型ケーキの開発をお願いしておきました！

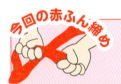

健康分野にとらわれない，つながり・絆・近接性のある地域志向アプローチで，人も地域も健康に．

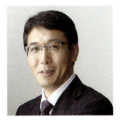

Profile

野瀬　豊（Yutaka Nose）

福井県高浜町長

昭和35年6月4日，福井県高浜町生まれ．

福井県立若狭高等学校を卒業し，調理師専門学校へ進学後，東京でパティシエの道へ．

昭和57年，町内に洋菓子・イタリア料理店「ラ・プラージュ」を創業．

平成12年4月高浜町議初当選し町議を4年務めた後，平成20年に高浜町長に初当選．現在高浜町長3期目を務める．全国初の市区町村単独医学部寄附講座「地域プライマリケア講座」の福井大学への設置や役場組織内に地域医療推進室を設置するなど，地域医療問題への効果的な取り組みを実現させる．

井階友貴（Tomoki Ikai）

福井大学医学部地域プライマリケア講座（高浜町国民健康保険和田診療所／JCHO若狭高浜病院）
福井県高浜町マスコットキャラクター「赤ふん坊や」健康部門マネージャー．着ぐ○み片手に地域主体の健康まちづくりに奮闘する，マスコミも認める(!?)"まちづくり系医師"．ikai@u-fukui.ac.jp

Book Information

Gノート増刊 Vol.3 No.6
もっと踏み込む 認知症ケア
患者だけじゃない！家族や地域の問題まで診る、
現場で活かせるレシピ集

編集／井階友貴
- □ 定価（本体 4,800円＋税）　□ B5判　□ 310頁　□ ISBN978-4-7581-2316-7

- ● BPSDが治まらない，家族が介護でダウン寸前，など認知症にまつわる さまざまな問題への対応を，事例をもとに解説
- ● 医師はもちろん，他職種にもおすすめ

認知症の「困った！」に効く，ヒント満載の事例集！

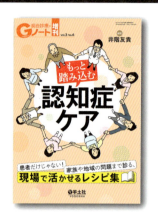

ライフステージから学ぶ
地域包括リハビリテーション 実践マニュアル

 新刊

編集／河野　眞
- □ 定価（本体 4,000円＋税）　□ B5判　□ 302頁　□ ISBN978-4-7581-0229-2

- ● 地域包括ケア時代に求められるリハを発達段階別にマニュアル化！
- ● 地域リハの基本から地域づくり，コミュニティ開発まで完全網羅
- ● 記載通りに進めれば即実践できるワークブック，豊富な活動例付き

地域はあなたを待っている！

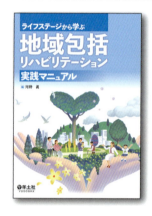

Gノート別冊
研修では教えてくれない！
医師のためのノンテク仕事術
人を動かす、組織を動かす！リーダーシップ、チーム形成、
人材育成、業務改善、マネジメント、問題解決の原理原則

編集／前野哲博
- □ 定価（本体 3,500円＋税）　□ A5判　□ 182頁　□ ISBN978-4-7581-1792-0

- ● 高い成果を生む組織を作るための「ノンテクニカルスキル」の理論や身につけ方を解説！
- ● 「議論が平行線…」，「チームがまとまらない！」など業務を改善し組織を変える！
- ● 各スキルの実践例もあわせて解説！読んですぐに活用できる！

今こそ身につけたい組織の"底力"を引き出すためのスキル！

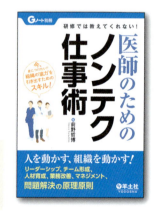

発行　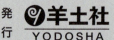　〒101-0052　東京都千代田区神田小川町2-5-1　TEL 03(5282)1211　FAX 03(5282)1212
E-mail：eigyo@yodosha.co.jp
URL：www.yodosha.co.jp/

ご注文は最寄りの書店，または小社営業部まで

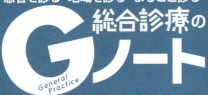

患者を診る 地域を診る まるごと診る
総合診療の
Gノート
General Practice

特 集

何から始める!?
地域ヘルスプロモーション

研修・指導にも役立つ　ヒントいっぱい Case Book

編集／井階友貴

- 専攻医／指導医の ホンネ，聞きました！ ……………………………………… 330
- 特集にあたって
  〜なぜ地域志向アプローチは難航するのか？ ポートフォリオを例に ………… 331
- プライマリ・ケアの ACCCA
  〜ACCCA から地域へ踏み出す一歩を考える ……………………………… 333
- PRECEDE-PROCEED モデル
  〜地域全体を巻き込んだ健康づくりの理論と実際 …………………………… 340
- 多職種連携
  〜多職種で共通のビジョンをもとう …………………………………………… 349
- 住民協働・住民活動
  〜住民のパワーを引き出すきっかけづくり …………………………………… 357
- CBPR
  〜コミュニティをエンパワメントする実践研究 ……………………………… 364
- 健康の社会的決定要因
  〜地域のなかで健康の社会的要因について考える …………………………… 371
- ソーシャル・マーケティング
  〜民間事業者の顧客獲得ノウハウを公的な保健事業に取り入れる …………… 377
- 医療・福祉政策
  〜行政や多職種とともに住民のニーズに向き合う …………………………… 384

専攻医／指導医の ホンネ, 聞きました!

総合診療医に求められる「地域ヘルスプロモーション」の実践. しかし, 研修の現場からは, 専攻医からも, 指導医からも「難しい!」との声が…. なぜ難しいのか? −ポートフォリオ作成を例に, それぞれのホンネを聞いてみました! （Gノート編集部）

専攻医の立場から

指導医の立場から

時間の壁

専攻医:
- すごく時間がかかる（考えるのも, アプローチするのも）
- 1つの地域にいられる期間が限られるのに, 本当にできるの?
- わかりやすい他のポートフォリオから進めていくと, 最終的に時間がなくなる…
- 病院の業務や他の勉強で手がいっぱい

指導医:
- ある程度, 研修期間がないとできない
- じっくり取り組ませないといけないとわかっているのに, 後回しに…
- 後回しになる気持ちはすごくよくわかる! でも, 「後回しにするなよ」とアドバイスもしたくなる
- 忙しくて時間がない

知識・経験の壁

専攻医:
- やっていることが正しいのかどうか, よくわからない. わからないまま, 進めないといけない
- イメージがつかみづらい
- まだ自分が臨床的に未熟で, 地域のことまで気づけない／気づかない

指導医:
- 何が正解か? がケースごとに違う
- 一般的なことしか言えない
- わかっていても, 自分が地域の現場の第一線にいないと教えにくい
- 指導医側も地域志向アプローチの勉強が必要

人の壁

専攻医:
- 人を巻き込む（自分一人でできない）のが若干面倒
- 他職種連携が必須でハードルが高い
- 人口の多いフィールドだと関係者も多くなって何かと取り組みにくい
- 目の前の患者さんと違い, 対象が大きすぎて効果・成果がすぐに出ない
- 指導医の先生が地域に関わっているかどうか? による

指導医:
- 専攻医が非医療現場であまりコミュニケーションをとろうとしない
- 専攻医の地域志向アプローチに対する関心が低い

いかがでしたか?

共感できる! という方が多いのではないかと思います.
本特集は, まさにそんな方のために生まれました! ぜひ, あなたの地域のヘルスプロモーションに役立つヒントを見つけてください!
さあ, 本編へGO!!

本コーナーの作成にあたり, お忙しい中ご協力いただいた先生方, 誠にありがとうございました.

特集 何から始める!? 地域ヘルスプロモーション

特集にあたって
～なぜ地域志向アプローチは難航するのか？ポートフォリオを例に

井階友貴

● 地域の抱える課題にどう取り組むか？

　"地域志向アプローチ"は，"患者中心の医療""家族志向のプライマリ・ケア"と並んで，総合診療医を総合診療医たらしめる重要なコンピテンシーの1つです．総合診療専門医研修においては，「地域のヘルスプロモーション」領域のポートフォリオ提出が必須とされています．ところが，地域ヘルスプロモーションの研修およびポートフォリオ作成にあたっては，専攻医も指導医も困惑し難航しているという話をよく耳にします．なぜ，地域志向アプローチは難航するのでしょうか．

　なんとなくやるべきだと感じている．

　でも，誰が，誰と，いつ，どこで，何をすべきなのか，わからない，自信がない．

　そして，そのように考えをめぐらせ実行するには，時間的，能力的，労力的問題がある．

　専攻医・指導医の先生方が感じられている困難な点は，編集部が左のページでまとめてくださった通り，「時間の壁」「知識・経験の壁」「人の壁」であり，皆さんも特に異論はないと思います．

　この点をもう少し掘り下げてみると，どうすれば地域ヘルスプロモーションへのとっかかりをつかめるかが見えてきます．"地域"の抱える課題として，まず① 問題があまりに多岐にわたることがあげられます．「血圧の高い者が多い」「喫煙者が多い」などの健康関連の課題のみならず，「独居が多い」「経済的に困窮」などの社会的な問題も，地域住民の健康に密接にかかわっているため，無視することはできません．そして，② 問題が地域ごとに違うこと．全国に1つとして同じ地域は存在しませんので，地域志向アプローチの「マニュアル化」が阻害されます．さらに，③ 総合診療医だけでは解決できない問題も多いこと．メディカルスタッフや保健・介護・福祉，行政，住民などとともに取り組まないといけないことが少なくありません．最後に，そもそも④ 総合診療医が主体ではないこと．本来地域は地域住民のためのものであり，一方的なアプローチは効果を示さないばかりか，地域にとってマイナスとなることもありえます．①，②への対策として問題解決の本質性と汎用性が，③，④への対策として地域協働と地域主体性が求められているといえるでしょう（表）．

表 ◆ 地域の抱える課題

① 問題があまりに多岐にわたる
② 問題が地域ごとに違う
⇒ **問題解決の本質性，汎用性**が必要
③ 総合診療医だけで解決できない問題が多い
④ 総合診療医が主体ではない
⇒ **地域協働と地域主体性**が必要

　そこで本特集は，なぜ地域ヘルスプロモーションの研修・ポートフォリオ作成が難航するのかを読み解きながら，地域ヘルスプロモーションの実践および指導に具体的に参考になる理論と実践を，全国の貴重な経験から共有することを目的に，企画させていただきました．各稿は理論×実践例の構成とし，理論部分では問題解決に向けての本質的な要素と他の地域でも使える汎用性の要素を，実践部分では実例からにじみ出る地域協働と地域主体性の要素を，それぞれ感じとっていただけるようにしました．本特集をきっかけとして，全国各地の総合診療研修における地域ヘルスプロモーションの実践と指導が少しでも前向きにとらえられ，活発に実践されることを願っています．

　最後になりますが，非常にお忙しいなか，実行だけでも大変な地域志向アプローチの様子をご執筆賜りました総合診療医の先生方に，心より御礼申し上げます．ご執筆の先生方，読者の先生方，全国各地の皆様の思いが重なり，地域そのものが健康で元気になれる，そんな可能性を感じている次第です．

プロフィール　井階友貴　*Tomoki Ikai*
福井大学医学部地域プライマリケア講座（高浜町国民健康保険和田診療所）
福井県高浜町マスコットキャラクター「赤ふん坊や」健康部門マネージャー．着ぐ○み片手に地域主体の健康まちづくりにかかわり出して早9年，これからも"まちづくり系医師"めざして地道に頑張ります☆

特集 何から始める!? 地域ヘルスプロモーション

プライマリ・ケアのACCCA
〜ACCCAから地域へ踏み出す一歩を考える

藤井麻耶, 鄭 真徳

● ACCCAとは

　プライマリ・ケアの実践に不可欠なACCCA（Accessibility, Comprehensiveness, Coordination, Continuity, Accountability）の項目（詳しくは後述）から自身の診療を振り返ると，地域へ踏み出すきっかけが見えてきます．地域ヘルスプロモーションをやってみたいけど，どのようにすればいいかわからないと思っている方へ，その第一歩をどのように踏み出し，発展させていけばいいかについて述べたいと思います．

Keyword ▶ 協調性　仲間づくり

1 理論編

1）基本的な流れと考え方

　地域の現場で総合診療医として目の前に来た患者の診療に携わっていると，外来や入院の業務だけでは解決しえない健康課題があることに気がつくこともあると思います．自身がその地域に必要とされているプライマリ・ケアを実践しているかどうか振り返るために，一度ACCCAに立ち返ってみましょう．

　図1は，1978年に米国医学研究所がプライマリ・ケアの供給体制についての提言をまとめた報告書[1]においてあげられたプライマリ・ケアの実践に不可欠な5つの特性です．

　総合診療医は，複数の領域の細分化された健康問題に対してその都度対応するだけではなく，患者を1人の人間として全人的に捉え，健康問題間の関係性にも配慮し，患者のみならず，とりまく環境・地域・文化にも目を向け**包括的**な医療を行わなければなりません．また，健康問題が発生した一時点ではなく，患者やその家族や地域が刻んできた歴史を尊重し，将来を見据えて**継続的**にかかわっていきます．しかし，総合診療医1人ではその地域の医療を成り立たせ

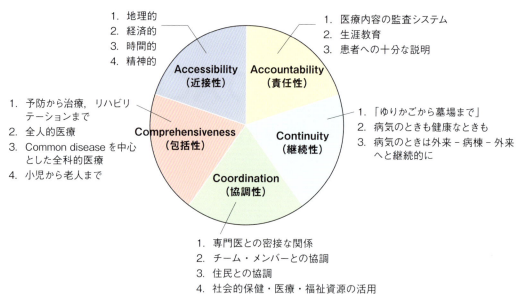

図1 ◆ プライマリ・ケアの定義（ACCCA）
（文献4より引用）

ることはできません．専門医との連携，地域住民との協働，他の医療・保健・福祉資源を活用できる**協調性**をもって実践していきます．こうした日常診療の積み重ねのなかで，近くて受診しやすいという地理的な近さ，いつでも何でも相談できるという心理的な近さ，といった患者や地域住民との**近接性**が必要です．そして，質の高いケアを提供し続けていくためには，診療の質を向上させる努力を続ける**責任**があります．

　この5つの特性を自身の診療に当てはめてみてください．日々の外来や病棟業務だけでは要件を満たしきれないことに気がつくと思います．地域へアプローチする活動がプライマリ・ケアを実践していくための重要な用件の1つとなっているのです．

　一方で，地域ヘルスプロモーションとは，1986年にWHOが採択したオタワ憲章[2]において，「人々が自らの健康をコントロールし，改善していくプロセスである」と定義されています．人々の主体性を重視し，各個人がよりよい健康のために行動できるよう，保健分野を越えて社会分野，つまり政治・経済・文化，環境等も含めた広い視点で活動や関心を調整していく活動で，これらが平和，住居，教育，社会的正義等を基盤にしていることにも言及されています．地域ヘルスプロモーションが実践されるためには，基本的な社会資源と医療体制が整っていることが前提となっているのです．つまり地域ヘルスプロモーションとは，ACCCAを満たしたプライマリ・ケアをさらに発展させて，地域住民主体の健康活動につなげていくことといえます．

2）どういったときに適しているか

　ACCCAはプライマリ・ケアの基本であり，実践に不可欠な要素です．総合診療医は常に実践し続け，迷ったときに立ち戻るポイントとなってきます．非常に基本的なことではあります

が，ACCCAに立ち返ると，自分の強み・弱みが見えてきます．その強みを活かしたり，弱みを克服したりすることで，地域ヘルスプロモーションへのきっかけがつかめる場合があるのではないでしょうか．

3）地域にあてはめる際に気をつけるべき点・工夫すべき点

ACCCAの5つの要素のなかでも，地域ヘルスプロモーションにつなげていく際に，重要なのは協調性です．独りよがりにならず，自分もプライマリ・ケアチームの一員であるという意識をもって仲間を増やしていきましょう[3, 4]．

継続性も重要です．専攻医で地域ヘルスプロモーションを実践しようと思っても，同じ地域にかかわり続けていくことが難しいこともあるかと思います．そこで，活動の核となる総合診療医が別の医師に交代しても継続的に活動が続くように，住民が主体となった活動を仕向けていくような工夫が必要となってきます．

4）評価の方法

プライマリ・ケアの質を総合的に評価する尺度として，JPCAT（Japanese version of primary care assessment tool）[3]があります．近接性・継続性・協調性・包括性（必要なときに利用できる）・包括性（普段から提供されている）・地域志向性の6つの領域にわたる計29の質問項目が設けられており，それらの項目に加えて総合的評価として「この医療機関に点数をつけるとしたら何点か？」を，ある期間に受診した患者を対象として回答してもらいます．その結果を分析することで，6つの領域のそれぞれについて，総合的評価との相関関係がみえ，他の医療機関の結果と比較することができます．これにより，自施設でどの領域が質改善の優先順位が高いかを判定できるため，課題設定の際にも参考になります．

ただJPCATは，地域ヘルスプロモーションの成果を直接的に評価するものではありません．地域ヘルスプロモーションの成果は，「地域の生活習慣病罹患率改善」や「健康寿命の延長」といったことで評価されると思います．しかしそのような大きな評価基準を掲げると踏み出しづらくなり，実際数年で成果を挙げるのは困難だと思います．代わりに「健康に興味をもってくれた人が1人増えた」「活動に協力してくれる人が1人増えた」など，総合診療医を核としたプライマリ・ケアチームの輪が広がっていくことを短期的な評価指標に設定してはいかがでしょうか．地域にどれくらい仲間が増えたかや，それによりどのような活動が広がったかを評価するのです．

❷ 実践編

広報誌への連載をきっかけに，仲間が増え，発展した活動につながった一例

1）なぜこの事例を取り上げたか

総合診療の後期研修中に赴任した診療所で，ACCCAを意識した活動を実践した結果，発展した活動につながっていったためここに報告します．

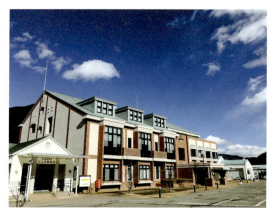

図2 ◆ ヘルシーパークかわかみ

2) 取り組むまでの状況

　　長野県南佐久郡川上村は，人口は約4,000人，高齢化率は27.3％，高原野菜の日本有数の産地で住民の75％が農業に従事しています．村内の医療機関は筆者の勤務する国民健康保険川上村診療所（以下，診療所）と整形外科のクリニックの2件で，入院治療が必要な場合は車で40分離れた医療機関へ，専門治療や手術が必要な場合は90分離れた医療機関への受診が必要となっています．

　　診療所は，ヘルシーパークかわかみ（図2）という施設の中にあります．ヘルシーパークかわかみには，訪問看護ステーション・診療所・保健福祉課・包括支援センター・社会福祉協議会・デイサービスセンター・介護予防センター・針灸院・トレーニングルーム・銭湯・喫茶店…など，村の医療・保健・福祉にかかわる施設が併設されています．村で医療・福祉・介護に携わる職員が同じ建物の中にいるため，平日は毎日ミーティングを開き，各セクションで利用者さんにどのような変化があったかを報告しています．急遽，患者の面談を開催するときでも，すぐにケアマネジャーや訪問看護やデイサービス職員など必要なスタッフが集まって意見交換ができるといった，多職種での連携をとりやすい環境にあることも特徴の1つです．

　　診療所は，所長1名が常勤医師として，非常勤医師が日替わりで週3日勤務しています．筆者が川上村診療所へ所長として赴任したのは医師5年目の後期研修中で，指導医からの引き継ぎでした．前任医師のこなしてきた診療所業務を，いかに質を落とさずに継続するか，患者に所長として認めてもらうにはどうすればいいか…とても不安なスタートでした．

　　他の医療機関から離れて位置するために，診療所にはさまざまな悩みがもち込まれてきました．小児から高齢者，内科系疾患から外科系疾患，外来から在宅医療まで…と幅広く多分野に対応すべき能力が求められていることに，今までの総合診療研修で学んできた能力をうまく発揮しなくてはと意気込んでいました．所長が交代になっても継続的に地域にとって身近で安心できる診療所であることを伝える責任があり，さらに以前から保たれていた多職種との協調性については積極的に地域にアピールしていきたいと考えました．

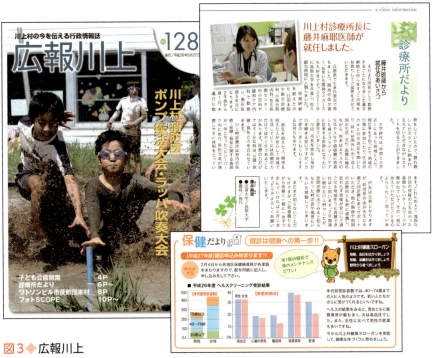

図3 ◆ 広報川上

www.vill.kawakami.nagano.jp/kouhousi/kouhou26.6.pdf
（許可を得て転載）

3）取り組みの実際

　まずは，地域住民に筆者自身を知ってもらうこと，心理的な近接性を与えて安心してもらい，医療の継続性を担保していること，総合診療医の役割を説明する必要があると考えました．そこで目をつけたのが『広報川上』（図3）です．広報川上は，3カ月に1度，村の企画課が発行する広報誌で，毎号3,000部発行され村内の家庭へ全戸配布されており，地域住民の目につきやすい情報媒体の1つでした．村役場の企画課に，そこに筆者の自己紹介を掲載していただけないか交渉してみました．すると，企画課からは1回だけではなく，毎号2〜4ページをさいて『診療所だより』として連載をすることを提案いただきました．

　初回は筆者の自己紹介としました．心理的な近接性を深めるためにも筆者の出身地や趣味から始まり，経歴として，内科だけでなく，小児科や緩和ケア内科や外科などの研修を積み包括的な診療を行っていることを紹介しました．その後，受診した小児の保護者が「小児科も診てくれると知って受診した」といってくださり，また他院でがんの終末期で紹介されてきた患者に「緩和ケアをお願いしたい」と声をかけられることもありました．いずれも広報誌を読んでくださったとのことでした．

　2回目は，前述したようなヘルシーパークかわかみで働く多職種のメンバーとの連携について知ってもらいたいと思い，介護保険のサービスを利用されている方が持っている「連絡ノート」を紹介しました．デイサービスや訪問看護や訪問診療やヘルパーなどのサービス担当者が，利用者が利用した状況などについて記録するノートを活用されている地域も多いかと思います．

川上村では1冊のノートを共有して使っています．食事や排泄などの生活の様子だけでなく，例えば褥瘡処置など，共有しておかなければならない情報をまとめた大切なノートです．これを筆者が骨折で入院した際のエピソードを交えて紹介しました．学生時代，海外で骨折して入院した際にお見舞いの方々が1冊のノートに日々の筆者の様子を記録し，他の人に状況を共有して支えてくださいました．異国の地で当初は心細い入院生活でしたが，友人たちが連携してサポートしてくれることで安心して過ごすことができました．その経験を交え，連絡ノートは利用者の情報が詰まった大切なノートであり利用者や家族の方も活用してほしいという内容を紹介しました．実は，村の医療・介護は多職種で取り組んでいるという協調性を自慢したかったというのが裏の意図です．しかしこれは，連絡ノートの内容よりも，筆者が骨折していたということに同情してくださった方が多かったです．

他の回では，外来に来てくださる他の医師や診療所の看護師のことも身近に知ってもらいたいと考え，自己紹介などの記事を書いていただきました．

徐々に軌道に乗りはじめ，筆者も診療所業務に慣れはじめた頃，筆者は村の方々の生活習慣病に関心をもちはじめました．患者の多くが農業従事者であり，夏の農繁期と冬の農閑期の運動量の差が大きく，冬の生活習慣病の悪化をよく目にしたからです．もちろん診療所に通院している患者だけでなく地域の住民の多くがそのような傾向にあると保健師からの情報を得ました．「消防団」や「青年部」や「若妻会」などの村の集まりでの飲み会が多いことで農閑期の外食の頻度が多くなってしまう，禁煙していた方が喫煙を再開してしまう等の話をよく聞きました．そこで，筆者からは，地域のつながりを生かしてチームで禁煙や運動に取り組む提案をコラムにして紹介しました．それに合わせて，村の保健師に，『診療所だより』の一部を使って『保健だより』のコーナーを担当していただき，村の健康診断の状況や健診スケジュールを広報し，仲間と一緒に健診に行くことを提案していただきました．

4）取り組んだ結果

保健師とチームになってコラムを掲載した後，保健師から村にある各消防団の団長へ，団長から団員へ，健診に行くように働きかけていただきました．すると，2015年度は39歳以下の健診受診率を2014年度の2倍にすることに成功し，その後も同様の受診率を維持しています．筆者の外来では「消防団の団長に言われて受診した健診で…」と健診結果をもって受診する20〜30歳代の男性が多くなりました．今まで健診は受けたことがなかったという世代が，健診を受け，少しでも自分の健康に興味をもつきっかけをつくり出すことができました．

当初，診療所の所長に赴任し，早く住民から信頼されたいという不安感から思いついた広報誌への連載でしたが，その思いつきを連載という形で支援してくださった村役場の企画課の方，それを読んで感想をくださった住民，記事を投稿してくれた職員や保健師，そしてその記事をきっかけに健診に行くように働きかけてくださった方，今まで健診を受けてこなかった住民が健診を受けた…と，活動を重ねていくうちにプライマリ・ケアチームが徐々に広がっていき，仲間が増えていくことが実感できました．

5）振り返り・考察

　診療所に赴任後，所長が交代になっても安心して過ごせる医療体制を継続していることを説明するために，広報誌を使って住民へACCCAを満たしたプライマリ・ケアが実践できていることをアピールすることからはじめました．その活動を継続することで，徐々に活動に協力してくれる仲間が増え，協力し発展していくことで，健診の受診率を上げることはできました．もちろん，これが生活習慣病の罹患率を下げたり，死亡率を下げたりといったことまではつながってはいません．しかし，地域のなかで自らの健康へ興味をもつ人が1人でも増えたことをまずは評価したいと思います．これをさらに発展させていくには，住民の声を聞き，ニーズに合った活動へと発展させ，プライマリ・ケアチームが広がっていくことが必要だと思います．これを継続させることで，住民が健康で安心して過ごせる地域をつくりあげていくことが最終的な目標となると考えています．

 この事例から得られるPearl
- ACCCAが実践できていることが地域住民に伝わることで，住民のヘルスプロモーション活動につながっていく可能性がある
- 仲間を増やしていくことを目標に活動を進める

 Next Step
- 医師が交代となっても活動が継続するような仕組みをつくる
- 小さな活動をきっかけにして，最終的には住民が健康で安心して過ごせる地域づくりに貢献する

文献

1) 「A manpower policy for primary health care：Report of study」（Institute of Medicine（US）. Division of Health Manpower and Resources Development），p16, National Academy of Sciences, 1978
2) WHO：The Ottawa Charter for Health Promotion. 1986 [not revised；cited 7 Jan 2018]. Available from：http://www.who.int/healthpromotion/conferences/previous/ottawa/en/
3) 日本におけるプライマリ・ケア質評価指標開発研究班：JPCAT（Japanese version of Primary Care Assessment Tool）患者中心のプライマリ・ケア質評価．2015. [not revised；cited 27 Jan 2018]. Available from：https://www.primary-care-quality.com/
4) 山田康介：地域コミュニティを視野に入れた包括的なアプローチ．「家庭医療のエッセンス」（草場鉄周/編），pp206-245, カイ書林, 2012
・ Primary Care：Putting people first.「The World Health Report 2008 - Primary Health care（Now More Than Ever）」pp41-60, WHO, 2008

プロフィール

藤井麻耶　*Maya Fujii*
国民健康保険 川上村診療所 所長
家庭医療専門医・指導医
佐久総合病院にて初期研修終了後，家庭医療後期研修中より現職．

鄭　真徳　*Masanori Tei*
佐久総合病院総合診療科 部長

特集 何から始める!? 地域ヘルスプロモーション

PRECEDE-PROCEEDモデル
〜地域全体を巻き込んだ健康づくりの理論と実際

廣瀬英生,後藤忠雄

● PRECEDE-PROCEEDモデルとは

　地域医療の最大の魅力は,「対象地域まるごとの介入」つまり「医療機関にかかっていない人も含めて住民全体に健康づくりを推進できる」ことです.私たちが対象としている地域である郡上市和良町のデータでは(表),高血圧群(収縮期血圧 140 mmHg 以上)と血圧正常群(収縮期血圧 139 mmHg 以下)で脳卒中発症を比べると,確かに高血圧群の相対危険度は高くなりますが,発症絶対数は血圧正常群の方が多いことがわかります.通常臨床医は,「血圧が高い人が,脳卒中になりやすい → だから予防は血圧の高い人のみ,その介入対象として優先しがち」ですが,上述の通り多くの脳卒中は「血圧が正常な人たち」のなかに眠っていることになります.ではどうすればよいでしょうか？ 医療機関だけにとどまっていたら解決できない問題です.正常血圧の人も高血圧の人も含めて全住民を巻き込んだ健康づくりが必要となります.この1つのモデルとなるのが,ローレンス W. グリーンらが提唱した PRECEDE-PROCEED モデルです[1].このモデルに示されたプロセスをたどっていけば地域のヘルスプロモーションが実践できる可能性があると思います.

Keyword ▶　PRECEDE-PROCEEDモデル　地域アセスメント
　　　　　　まめなかな和良21プラン

表 ◆ 郡上市和良町における脳卒中発症状況

	男性		女性	
収縮期血圧	139 mmHg 以下	140 mmHg 以上	139 mmHg 以下	140 mmHg 以上
母集団	284	100	375	133
収縮期血圧 139 mmHg 以下に対する相対危険度※	1.0	2.44	1.0	1.83
脳卒中罹患数	18	14	15	9

※年齢,喫煙,Body Mass Index,空腹時血糖,総コレステロールで調整
(文献2より引用)

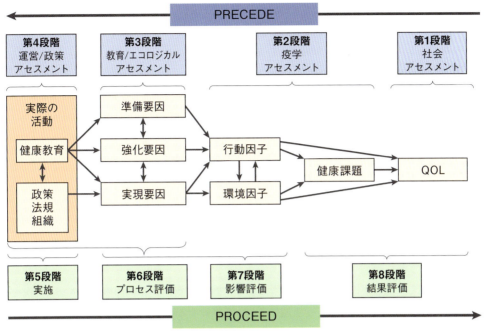

図1 ◆ PRECEDE-PROCEED モデル
（文献1を参考に作成）

1 理論編

1）基本的な流れと考え方

　PRECEDE-PROCEED（Predisposing, Reinforcing and Enabling Constructs in Educational/Ecological Diagnosis and Evaluation – Policy Regulatory, and Organizational Constructs in Educational and Environmental Developmentの略）モデルは，社会的な事業活動の流れのなかにヘルスプロモーションを組込む考え方です．利点としては，① 段階を追って評価できる点，② 個人の生活習慣の改善だけでなく，個人をとり巻く生活環境や法の整備等の広い観点までをも整理できる点にあります．モデルは8つの段階から成り立っています（図1）．前半の4つは，健康教育などの地域介入を実施する前に行うアセスメント過程となり，後半4つは実施および評価過程となります．

● **第1段階：社会アセスメント**

　対象集団が関心をもっている生活の質（QOL）を検討し見定める段階となります．私たちはヘルスプロモーションというと「健康」を究極的な価値ととらえがちですが，そうとは限らないことに留意すべきです．この段階では，一人ひとりの人生や社会的にみたQOLを対象集団の人々とともに振り返り検討することが求められます．

● **第2段階：疫学アセスメント**

　第1段階で考えたQOLに影響を与える具体的健康課題，さらにそれらに影響を与える行動因子，環境因子を検討する段階です（原著第4版では遺伝因子も追加されています）．健康課題に

は死亡率，疾病罹患率といった疫学的指標が，行動・環境因子にはいわゆる危険因子や予防因子が含まれています．さまざまある指標のなかで働きかける健康課題あるいは行動・環境因子を設定し，その到達目標を明確にします．

● **第3段階：教育・エコロジカルアセスメント**

第2段階で選択された行動・環境因子に影響する要因を「準備要因」「実現要因」「強化要因」の3つに分けて検討する段階です．準備要因とは，行動に先立つ動機づけに関連するもので，個人や集団の知識，態度，信念，価値観，認識などになります．実現要因とは，行動や環境の変化を実現可能にする要因で，資源の入手可能性や使いやすさ，保健関連のスキルなどになります．強化要因とは，行動が起こった後に，行動が継続し，くり返されるために持続的にインセンティブを与えることに関連するもので，家族，仲間，保健サービス提供者，地域のリーダーなど個人あるいは集団にフィードバックを与える人々になります．これらがリストアップされれば，優先順位を決め，その到達目標を明確にします．

● **第4段階：運営・政策アセスメント**

決定した働きかけが実現可能となるよう，政策，資源，組織内のさまざまな状況を分析し，健康教育あるいは施策などが実施できるよう準備する段階です．さらには健康教育や施策の実施に障害となる政策・法規・組織などを検討するとともにこれらの変更なども検討することになります．

● **第5段階：実施**

第1〜第4段階のアセスメントにもとづき，必要な健康教育や施策を実施する段階です．

● **第6段階：プロセス評価**

健康教育や施策実施プログラムの進行状況，資源の活用状況，スタッフ，対象者，関係機関等の反応を検討する段階で，いわゆる実施した内容そのものの評価やそれにより影響を受けるであろう第3段階で検討した要因に関する影響評価に該当します．

● **第7段階：影響評価**

第2段階で設定した行動・環境因子に関する目標値の達成状況を検討する段階で，いわゆる長期的な健康結果の評価に該当します．

● **第8段階：結果評価**

第2段階で設定された健康課題に対する目標値や，第1段階で設定されたQOLに関する目標値の達成状況を検討する段階で，いわゆる短期・長期的社会影響の評価に該当します．

2）どういったときに適しているか

「地域アセスメントをしました，でもここからどうしたらいいのでしょうか？ どういった事業や施策を考えたらいいのでしょうか？」「いろんな事業や施策を行っています，でもこれがこの地域に対してどういったことをもたらしているのかわかりません」などといった声はないでしょうか？ PRECEDE-PROCEEDモデルは，手順に従って因果関係の積み重ねでアセスメントを行い，同時に評価項目も検討されるために，地域アセスメント → 計画・実践 → 評価 がつながりやすくなります．さらにはQOLからアセスメントがスタートするために，他の地域の計

画，例えば総合計画などとの整合性も図りやすいといえます．

こうしたアセスメントプロセスでは，住民個人の行動や生活習慣を，環境整備なども含むより広い視点から見つめ直し，より適切な働きかけができます．このため，健康・医療分野に限らず，他の部門部署との連携にも役立つことが期待されます．

3）地域にあてはめる際に気をつけるべき点・工夫すべき点

とはいっても，このモデルを地域にあてはめようとするとグループインタビューのしかた，疫学的知識，健康行動科学あるいは健康教育学などの知識などさまざまな知識や技術を総動員する必要があり，ややハードルが高い感がないわけではありません．ともに取り組むスタッフと学習しながら成長していくことが重要です．

そして何よりの注意点は専門家主導にならないことです．さまざまな機会において住民が参加することが重要です．この点だけはくれぐれもお忘れなきよう．

4）評価の方法

評価に関してはこのモデルは非常に優れています．すべての課題を数値目標の形で示すことで評価が容易になりますし，段階的な評価が行われますので，事業計画の修正が適切な時期に行うことができます．

❷ 実践編

郡上市和良町でPRECEDE-PROCEEDモデルを用いて取り組んでいる健康福祉計画「まめなかな和良21プラン」の事例
（まめなかなとは「お元気ですか」の意味です）

1）なぜこの事例を取り上げたか

PRECEDE-PROCEEDモデルを用いた効果的な取り組みを住民主体に実施でき，実際に地域が健康になる効果も確認できたため，ここに報告します．

2）取り組むまでの状況

郡上市和良町（当時，郡上郡和良村）は，昭和30年代より，熱心に健康づくりに取り組む伝統があり，2001年には男性長寿日本一に輝いています．ただ，それらの健康づくりは，個々の専門家（当時の医師，看護師，保健師，行政職）の熱意に支えられたもので，計画的になされたものではありませんでした．また，どちらかというと行政，医療機関が主導しており，住民中心の活動でもありませんでした．今後この地域の健康づくりを，もう少し計画的に，かつシステマティックに行うためにはどうすればよいかを検討していました．

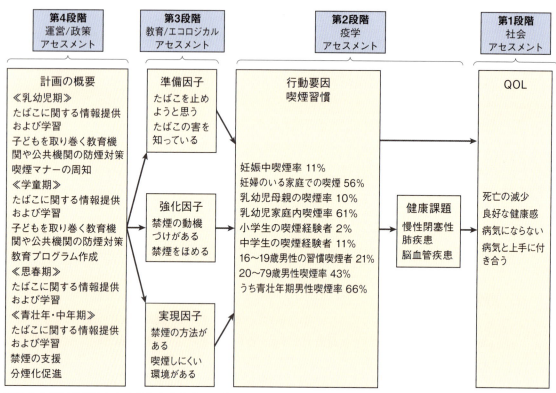

図2 ◆ たばこを例としたまめなかな和良21プランのPRECEDE-PROCEEDモデル
(文献2より引用)

3) 取り組みの実際

　　2001年から2年間かけてグループインタビュー，健康調査，既存資料の整理などを行いPRECEDE-PROCEEDモデルに落とし込み，健康福祉計画「まめなかな和良21プラン」を策定し，2003年から実際の活動を開始しました．このときグループインタビューなどから抽出したQOLは「すべての世代の人々が，自分の状況にあった健康づくりを，家庭や地域の支援を受けながら実践し，この和良村（和良町）でいきいきと楽しくまめな生活を送ろう」でした．これに影響する健康課題，さらには行動・環境因子を抽出し，優先課題を住民参加の策定委員会で世代ごとに決め，その取り組みを計画しました．その後，2008年には目標値の進捗状況，見直しを図るために中間調査を行い，2013年には，まとめの調査を実施し，10年間の健康づくりの振り返りと，第1次計画と同じようなプロセスにより新たな10年の健康づくりのための「第2次まめなかな和良21プラン」を策定しました．本年2018年で2次計画がはじまって5年が経過し，中間調査を行う予定となっています．

　　私たちの取り組んだ「まめなかな和良21プラン」の特徴を以下にあげます．

a）PRECEDE-PROCEEDモデルにもとづいて実施

　　たばこの例を示します（図2，3）．小中学校，職場，地域など場ごとに課題を見つけ，それぞれに対策を立て実践しています．住民からの発案で当時106歳で岐阜県の男性最高齢者であっ

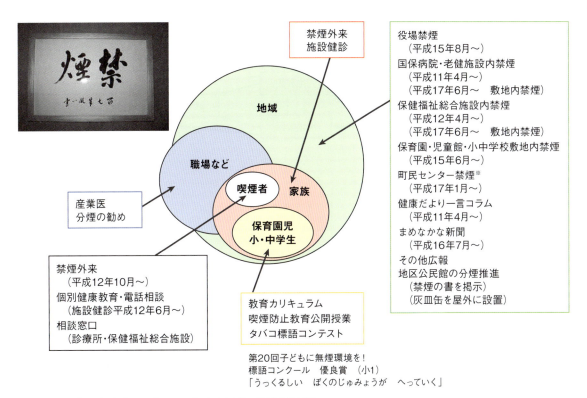

図3 ◆ まめなかな和良21プランにおけるたばこ対策活動例
写真は推進検討委員会発案の長寿者による禁煙の書
※は筆者が補足追加
(文献2を参考に作成)

た方にお願いをして「禁煙」の書を書いていただき，和良の15地区の公民館それぞれに掲示するといったことも行いました．

また，評価に関してもそれぞれの段階で行っています（図4）．

b）10年と比較的長いスパンで計画

PRECEDE-PROCEEDモデルの第1段階あるいは第2段階で設定した目標値は，単年で達成されるものではなく，長期継続的なとり組みの結果として達成されるものです．したがって，計画は5年おきに中間調査を行い見直し，10年おきに作成を行っています．

c）和良独自のプラン

できるだけ和良地域の現状を把握すべく健康調査は悉皆調査（住民全員を対象にするということ）で行い，回収率が90％を超えており，ほぼ地域の状況が把握できていると思われます．このほか，自治医科大学と協力して実施している自治医大コホート研究[3]のデータも利用し，できるだけ和良地域のデータをベースにした取り組みとなっています．

d）住民が計画策定，計画推進に参加，そして住民が行動

全世代の活動を支援する委員会として，地域審議会長，自治会長，学校長，プランアドバイザー，シニアクラブ会長，社会教育委員，民生児童委員，公民館長，スポーツ推進委員，食育

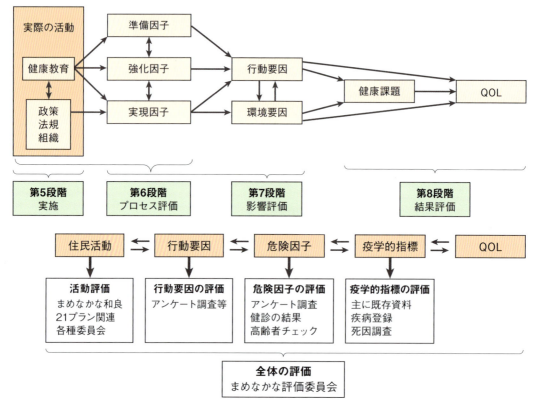

図4 ◆ まめなかな和良21プラン評価体制
（文献2より引用）

委員長，乳幼児学級長を構成メンバーとする「まめなかな推進検討委員会」があります．また特に中学生以下を対象として取り組みを検討する委員会として，保育園長，小中学校長，PTA会長，母親委員長，家庭教育学級長，健康課長，振興課長，栄養教諭，養護教員，学校・保育園歯科医，学校・保育園医，学校薬剤師を構成メンバーとする地域学校保健連絡会があります．その他，高齢者を支えるグループとして，各15地区の母子成人保健推進委員が集まり「まめなかなサポーター」として活動しています．

e）大学，保健所，行政職など専門職からの定期的な評価

年度末に大学教員，郡上市健康福祉部長，保健所長，住民の代表，医師，歯科医師，保健師が参加し，毎年の取り組みの進捗状況や計画に沿った妥当な活動であったかどうかを評価検証しています．

4）取り組んだ結果

10年間における結果の一部を以下に示します（図5）．社会参加に関して，10年前に比べ，高齢者，特に女性高齢者において地域活動に参加する割合が増えました．喫煙に関して，女性はあまり喫煙率が減少していませんでしたが，男性はどの世代も減少しました．また，喫煙している人も乳幼児がいる場所では吸わないといった分煙化ができているようでした．その他，

A) 社会参加の状況

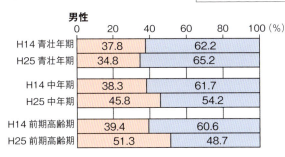
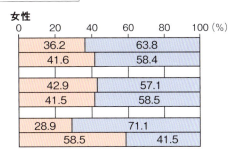

B) 喫煙の状況

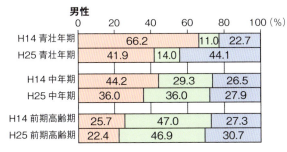
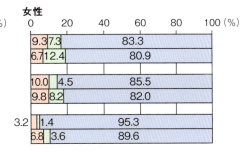

図5 ◆ まめなかな和良21プラン取り組み結果の一部
(文献2より引用)

運動習慣割合の増加，AEDの使い方がわかる割合の増加などが認められる一方，睡眠時間の減少などこころの問題に関してはむしろ悪化しているようでした．

5) 振り返り・考察

10年の計画を通じて，上述のような結果が得られ，これらはまめなかな和良21プランに取り組んだ効果かもしれません．一方，こころの問題，歯科口腔領域，食育についてはまだ十分な効果が認められておらず，このうち食育は小中学校において精力的に取り組んでいるにもかかわらずあまり変化がなく，今後の戦略を練り直す必要があると思われます．

年代別にみると子育て世代〜小中学生，あるいは高齢者では10年前に比べ改善している項目が多い一方，思春期，青壮年（20〜39歳）における改善は十分ではなく，若者世代の健康づくりが課題と思われました．さらに今後は，小児期におけるスマホなどの情報機器の扱いなど，時代に応じた新たな課題も議論にあがってきており，どう対応するかを検討する必要があると思われます．

PRECEDE-PROCEEDモデルを利用することによって，プロセスを確認しながら地域のヘルスプロモーションに取り組むことが可能でした．労力は相当かかりますが，実行可能な方法と思われます．疾病動向の調査といった疫学的な活動と地域住民との活動が同時に体験できるのも地域医療であるということがこのプラン作成を通して改めて認識することができました．

▶ この事例から得られる Pearl

- 地域住民丸ごと健康づくりに関与できることが地域医療の魅力
- そのうえで，① 段階を追って評価できる点，② 個人の生活習慣の改善だけでなく，個人をとり巻く生活環境や法の整備等の広い観点までをも整理できるPRECEDE-PROCEEDモデルは地域の健康づくりをするうえで有用である

▶ Next Step

- 地域，職場といった自分の置かれた環境でPROCEDE-PROCEEDモデルを使った健康づくりをしてみよう

文 献

1) 「実践 ヘルスプロモーション―PRECEDE-PROCEEDモデルによる企画と評価」(Green LW, Kreuter MW/著，神馬征峰/訳)，医学書院，2005
    PRECEDE-PROCEEDモデルの標準的なテキスト．ただし上述の第4段階までしか詳細な解説がないため続きを知りたい方は英語版で．
   英語文献は「Health Program Planning: An Educational and Ecological Approach, 4th edition」(Green LW & Kreuter MW)，The McGraw-Hill Companies，2005

2) まめなかな和良21プラン
   http://www.gujo-tv.ne.jp/~clinic-wara/mamenaka21.html

3) Ishikawa S, et al：The Jichi Medical School (JMS) Cohort Study：design, baseline data and standardized mortality ratios. J Epidemiol, 12：408-417, 2002

プロフィール　**廣瀬英生**　*Hideo Hirose*

県北西部地域医療センター 国保和良診療所
専門：地域医療
健康づくりなど地域でこそ発揮できる活動を通して，若いドクターに地域医療の魅力を伝えたいと思います．

後藤忠雄　*Tadao Gotoh*

県北西部地域医療センター センター長／同センター 国保白鳥病院 病院長
地域医療特にへき地医療をうまく支える仕組みづくりができないか日々奮闘中．
20年以上かかわってきた岐阜県郡上市和良町のへき地医療から平成27年4月より今の職場にチェンジして早3年．多少はどうにかなってきたのかなぁ…？

特集　何から始める!?　地域ヘルスプロモーション

多職種連携
～多職種で共通のビジョンをもとう

髙橋聡子，吉本　尚，横谷省治

● 多職種連携とは

　多職種連携（inter-professional work：IPW）とは，複数の領域の専門職および患者・サービス利用者とその家族が，平等な関係性のなかで相互に尊重し，おのおのの知識と技術と役割をもとに，自律しつつ，患者・サービス利用者中心に設定した共通の目標の達成をめざし，協働することです[1]．多職種によって対象（患者・地域等）の課題を多面的に捉え，それを共有・統合したうえで計画的に多方向のアプローチをすることで，ヘルスプロモーションの可能性は広がります．ここでは多職種連携に必要な能力は何か，連携を強化するための方法等について述べたいと思います．

Keyword ▶　　多職種連携コンピテンシー　　顔の見える関係づくり

1 理論編

1) 基本的な流れと考え方

　ヘルスプロモーションには，病気になっていない人だけでなく，病気をもった人にも後遺症のある人にも健康の維持・向上に自ら取り組むのだという意識・力が湧き，その有効な手立てを見つけてもらうという概念が含まれています．その考え方は，退院支援や介護，訪問診療の場にも重要で，多職種が対象者の目標を共有し連携していく必要があります．

　団塊の世代が75歳以上となる2025年に向けて，医療・介護・行政・地域が連携して高齢者の生活を支えていく地域包括ケアシステムの構築が進められています．地域包括ケアシステムにおいては，さまざまな生活課題を「自助・互助・共助・公助」の連携によって解決していく取り組みが必要となり，それゆえ昨今では多職種連携の重要性がいわれています．

　これまで『連携』についての学びは卒前教育・卒後教育としてではなく，個人や各職種に委

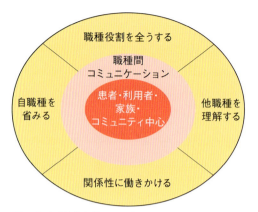

図1 ◆ 多職種連携コンピテンシーモデル
（文献2より引用）

ねられていました．多職種連携の重要性が強調されると同時に，その教育（inter-professional education：IPE[注]）も注目されるようになりました．そこで，多職種連携を図ろうとするうえで各専門職がもつべき能力として目指すべき共通のビジョンが必要であるとして「医療保健福祉分野の多職種連携コンピテンシー」[2]が吉本，春田らにより開発されました．

このコンピテンシーは6つのドメインから成っています（図1）．

① 患者・利用者・家族・コミュニティ中心
　患者・サービス利用者・家族・コミュニティのために，協働する職種で患者や利用者，家族，地域にとっての重要な関心事／課題に焦点をあて，共通の目標を設定することができること．

専門職はそれぞれの視点から独自の目標を設定しがちです．共通の目標を明確にしたうえで，各専門性を活かした個別目標を設定することが必要です．

② 職種間コミュニケーション
　患者・サービス利用者・家族・コミュニティのために，職種背景が異なることに配慮し，互いに，互いについて，互いから職種としての役割，知識，意見，価値観を伝え合うことができること．

単に情報伝達ができるということではなく，考えの背景を含めて理解し合えるような双方向性のコミュニケーション能力が連携の核となります．
　①，②は核となるコンピテンシーです．

注　IPE：複数の領域の専門職者が連携およびケアの質を改善するために，同じ場所でともに学び，お互いから学び合いながら，お互いを学ぶこと

③ 職種としての役割を全うする
　互いの役割を理解し，互いの知識・技術を活かし合い，職種としての役割を全うする能力．
④ 関係性に働きかける
　複数の職種との関係性の構築・維持・成長を支援・調整することができる．また，時に生じる職種間の葛藤に，適切に対応することができる能力．
⑤ 自職種を省みる
　自職種の思考，行為，感情，価値観を振り返り，複数の職種との連携協働の経験をより深く理解し，連携協働に活かすことができる能力．
⑥ 他職種を理解する
　他の職種の思考，行為，感情，価値観を理解し，連携協働に活かすことができる能力．

　③〜⑥は相互に関連しながら核となる①，②を支えるコンピテンシーです．

2）どういったときに適しているか

　私たちは普段から無意識に多職種とかかわっていますが，連携を特に意識するのはさまざまな切り口で考える必要がある複雑事例や，地域での課題が明らかになったときです．後者は例えば，地域での診療を通してアルコール問題，予防接種率が低い，健診受診率が低い等の多くの人に働きかけていく必要があるような問題のことです．連携の際に問題が生じたときは，多職種連携コンピテンシーに立ち返ってみると，問題の所在が明らかにでき，解決策を見出せるかもしれません．

3）地域にあてはめる際に気をつけるべき点・工夫すべき点

a）職種によって大切にしているものが異なるという事実を理解する

　「Aさんの○○のことについて担当者会議をするので，集まってください」と声がかかったときに，その内容について「なんでこんなことを話し合わなければならないのだろう」と思ったことはありませんか？ 自分が問題だと感じたことでも，他人は問題と感じていない『認識のずれ』が多職種間ではよく起こります．

　なぜこのようなことが起きるかというと，以下に示すように職種ごとに価値を置いているものが異なることが1つの要因です．

　　病院医師：命を延ばすことを重視する傾向がある
　　在宅医：本人・家族の希望を優先する傾向がある
　　看護師：安全を重視する傾向がある
　　福祉職：本人の希望を重視する傾向があり，死に対して不慣れで慎重である
　　ソーシャルワーカー：患者の意思を代弁することが仕事．患者の自律を重んじる傾向がある

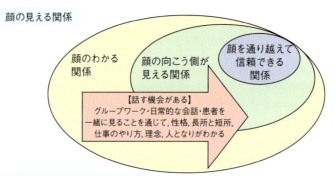

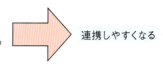

図2 ◆ 顔の見える関係と連携との概念的枠組み
（文献3より引用）

価値観は異なっても「対象者の利益」を願っていることは共通しています．

専門性に基づき，価値観が異なるのが当然であることを知っていると，職種間にコンフリクト（葛藤）が生じたときに対立することなく，互いを理解し共通認識に至りやすくなります．また他の職種の考えを理解することで，自分には見えていなかった側面に気づくことができます．

b）顔の見える関係づくり

地域の医療福祉職に対するインタビュー調査[3]では，顔の見える関係によって，「連絡がしやすくなる」「解決するか，役割がわかる」「相手に合わせて自分が対応を変えるようになる」「効率がよくなる」「親近感がわく」「責任を感じる」と地域連携のしやすさに好影響を及ぼすことが示されています．顔の見える関係づくりを深めていくきっかけとして，① 地域で行われたカンファレンスでのグループワークやグループワーク後の日常的な会話・懇親会での会話，② 患者を一緒にみること，があげられています．また，グループワークでは，ワークのテーマそのものよりも，話す内容や態度，語調などから関係の深まりを判断しており，会ったり一緒に仕事をしたりしている回数ではないことが示されています．

連携において，「顔の見える関係づくり」は以前からよくいわれることです．しかし，それが「顔のわかる関係づくり」にとどまっていては不十分です．「顔のわかる関係」から，相手の人となりがわかる「顔の向こう側が見える関係」，さらに「顔を通り越して信頼できる関係」へ深めていく（図2）ことで一歩進んだ連携に踏み込めると考えます．そのために，同じ地域で働いているものの直接会うことの少ない多職種が，グループワークなどで互いに考えを述べ，理解し合える機会を設けることは有用です．

表 ● 医療介護福祉の地域連携尺度の因子構造

I【他の施設の関係者と気軽にやりとりができる】	IV【地域の多職種で会ったり話し合う機会がある】
● 患者(利用者)を一緒にみている他の施設の関係者に,知りたいことを気軽に聞ける ● 一緒にみている患者(利用者)のことで連絡をとるときに,躊躇せずに連絡ができる ● 一緒にみている患者(利用者)のことで連絡のとりやすい時間や方法がわかる ● 一緒にみている患者(利用者)のことで連絡をとるときに,担当者にすぐにつながる	● 患者(利用者)にかかわるいろいろな職種が,直接会って話す機会がある ● 普段交流のない多職種で話し,新しい視点や知り合いを得る機会がある ● 地域連携に関して,課題や困っていることを共有し,話し合う機会がある ● この地域には多職種で話し合える雰囲気がある
II【地域の他の職種の役割がわかる】	V【地域に相談できるネットワークがある】
● 患者(利用者)にかかわる職種の一般的な役割がだいたいわかる ● 患者(利用者)にかかわる地域の他の職種の困っていることがだいたいわかる ● 患者(利用者)にかかわる自分以外の職種の動き方が実感をもってわかる ● 患者(利用者)にかかわる自分以外の職種のできることがわかる	● 患者(利用者)にかかわることで,気軽に相談できる人がいる ● 患者(利用者)にかかわることで困ったことは,誰に聞けばいいのかだいたいわかる ● 患者(利用者)にかかわることで困ったときには,まず電話してみようと思う人がいる ● 患者(利用者)にかかわることで困ったときに相談できる場(メーリングリストや集まり)がある
III【地域の関係者の名前と顔・考え方がわかる】	VI【地域のリソースが具体的にわかる】
● 地域で患者(利用者)にかかわっている人の,考え方や方針がわかる ● 地域で患者(利用者)にかかわっている施設の理念や事情がわかる ● 地域で患者(利用者)にかかわっている人の,性格,つきあい方がわかる ● 地域で患者(利用者)にかかわっている人の,名前と顔がわかる	● 地域で患者(利用者)を往診してくれる医師がわかる ● 地域で患者(利用者)をよくみている訪問看護ステーションがわかる ● 地域で患者(利用者)をよくみているケアマネジャーがわかる ● 地域で患者(利用者)の訪問服薬指導をよく行っている薬局がだいたいわかる ● 地域で患者(利用者)が利用できる介護サービスがだいたいわかる ● 患者(利用者)が〈在宅・居宅で〉利用できる地域の医療資源やサービスがわかる

(文献4を参考に作成)

4)評価の方法

　評価は目的,時期,対象,評価者,評価ツールを明確にすると行いやすくなります.多職種連携コンピテンシーの評価方法はまだ確立されていませんが,部分的に評価するツールがいくつかあります.そのなかで評価の対象者が多く妥当性がある連携の評価尺度の1つとして「医療介護福祉の地域連携尺度」[4]を紹介します.これは地域における医療介護福祉の連携のよさの評価を目的としたもので,所属施設の種類,職種にかかわらず医療介護福祉に携わる幅広い専門職を対象に使用できるものです.

　この尺度(表)は在宅で過ごす患者にかかわる医療福祉従事者を対象とした森田らの「緩和ケアに関する地域連携評価尺度」[5]を広範な職種,疾患に適応可能となるよう改変し,① 他の施設の関係者と気軽にやりとりができる,② 地域の他の職種の役割がわかる,③ 地域の関係者の名前と顔・考え方がわかる,④ 地域の多職種で会ったり話し合う機会がある,⑤ 地域に相談できるネットワークがある,⑥ 地域のリソースが具体的にわかるという6つの下位尺度,計26項目から成っています.評価対象とする地域多職種全体の連携が深まっているか,特に何らかの介入の前後で評価するツールとして有用です.

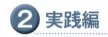 実践編

医療・介護間での入院⇆退院，その後における連携強化のために多職種で
グループワークを行った1例

1）なぜこの事例を取り上げたか

　筆者は，現在北茨城市の診療所に勤めています．地域包括医療センター，地域の医師会，薬剤師会，ボランティアとともに，地域のヘルスプロモーションの実践や「自助・互助・共助・公助」の連携をどのように取り組んでいけばよいか議論する場に参加させてもらっています．そのメンバーとして携わっていくなかで，各職種が個別に行っているヘルスプロモーション活動・その他の地域活動の存在と，その内容をお互いがほとんど把握していないという事実に気づきました．そしてそれとは別に，後述する多職種連携における市の課題も明らかになり，地域でヘルスプロモーション活動していくにあたり連携の強化に同時に取り組む必要があると考えました．今回はその連携強化を目的に行った事例を紹介します．

2）取り組むまでの状況

　北茨城市は高齢化率32％の山林と海に囲まれた人口4万人規模の地域です．年々1％ずつ高齢化率も上昇し，人口は徐々に減少傾向にあります．北茨城市は医師・看護師数も平均と比較して約1/3程度と少なく，今後，枯渇する医療資源のなかで保健医療福祉専門職による施設や職種を超えた連携の強化は喫緊の課題になっています．

　そこで，社会福祉協議会，市，筑波大学が共同で，市内の保健医療福祉専門職における多職種連携の障壁を明らかにするためのフォーカスグループインタビューを行いました．その結果，① お互いの職種に対する理解不足，② 顔の見えない関係，③ 医療職と介護職との意見の相違が課題としてあげられました．

3）取り組みの実際

　前述の課題に対して，市の社会福祉協議会を事務局に研修事業を行うことにしました．具体的な取り組みは地域包括医療センター，地域を代表する薬剤師，訪問看護師，ケアマネジャー，医師，研究員等で構成されたワーキンググループで行うこととなり，筆者もメンバーとなりました．

　最初の取り組みとして，地域の多職種によるグループディスカッションを通して，多職種連携コンピテンシーを強化するキッカケづくり，顔の見える関係づくりを目的に研修会を行いました．

【研修会の内容】
a）本日の研修目的，グループワークの狙いの共有
b）末期がん独居70代男性の事例で退院前カンファレンスの寸劇
c）それをもとに「入院前」「入院中」「退院後」と3つに分け，各職種がどうかかわれるかをグループディスカッション
d）全体共有

準備段階では，筆者は模擬退院前カンファレンスの症例の打ち合わせ・吟味を多職種で行うことや，研修内容・運営に関して，今回の研修会の打ち合わせ中に適宜目的を振り返りメンバーで確認すること，目的を達成するためのグループディスカッションの議題の具体化等に携わりました．議論のなかでは，今回の研修の目的を見失わないことと意見を批判することはしないよう気をつけてかかわりました．

4）取り組んだ結果

研修会は，地域の多職種（医師，看護師，介護士，理学療法士，作業療法士，言語聴覚士，ソーシャルワーカー，施設相談員，救急救命士，市役所職員など）約100人が参加しました．

約100人の多職種が一堂に会し，1グループ5〜6人でディスカッションを行いました．各テーブルにはファシリテーターをおき，ディスカッションでは模造紙に，意見を記載した貼箋を貼ってもらいグループ内で話し合い共有しました．多職種でコミュニケーションをとることで，グループ内では「他職種の役割が見えて早速役に立ちそうなことを聞けた」「自分が普段無意識に仕事をしていることに気がついた」「今まで言語化する機会がなかったから難しい」「職種間でのつながりを考えられた」等の意見が聞かれました．

アンケートではコンピテンシーという言葉は使用せず，「多職種の役割を知ることができたか」「自分の役割について考えられたか」「顔の見える関係がつくれたか」5段階で評価してもらいましたが，研修目的を満たす満足度が得られました．共有しきれなかった部分に関しては，後日企画側でまとめ，参加者に配布しました．

5）振り返り・考察

研修会では，入院以前からのかかわりについて議論していくなかで，「地域のつながり」や「地域での顔の見える関係の構築」「地域ぐるみで健康づくり」という言葉が聞かれました．「専門職として」だけでなく「住民として」の役割についても議論を深められたことはヘルスプロモーション活動につながる研修会の予期せぬ産物でした．連携を強化することがヘルスプロモーションにもつながることを改めて実感できました．

今回の研修会の目標は「コンピテンシーの強化・顔の見える関係づくり」でした．打ち合わせでは，目的を達成するためにはディスカッションの議題をどのようにすればよいか話し合うことに最も時間を費やしました．入退院の一場面だけに限らず，対象者の「地域のなかでの生活」を意識したテーマでディスカッションを行ったことで，自分が一見関わらないと思っていた場面でも自分の仕事が影響しているということ，おのおのの役割を知ることや，自身の役割を言語化することで，コンピテンシーの各ドメイン（特に「自職を省みる」「他職種を理解する」）の強化につながったと考えられます．これまで会ったことのなかった人とは「顔のわかる関係」に，グループ内で議論した人とは事例に対する考え・思いを共有することで「顔の向こう側が見える関係」に一歩踏み込めたのではないかと思われます．

阿部らは多職種の研修会への参加回数が，連携のよさに関連があったと述べていることから[4] 今後も年単位での研修会の予定を組むことで連携強化を図っていきたいです．

この事例から得られる Pearl
○ 多職種連携強化のためには,知識の共有だけではなく考え方の共有が効果的である

Next Step
○ 実際の参加回数,前述した地域連携尺度をもとにアンケートを作成し年単位で比較することで地域の連携度の変化の有無をみていく
○ 多職種連携の強化とヘルスプロモーションの両者の運営にかかわり,地域での街づくりに携わっていく

文 献

1) 吉本照子:インタープロフェッショナルワークによる専門職の役割遂行. Quality Nursing, 7:740-747, 2001
2) 医療保健福祉分野の多職種連携コンピテンシー, 2016
 http://www.hosp.tsukuba.ac.jp/mirai_iryo/pdf/Interprofessional_Competency_in_Japan_ver15.pdf
3) 森田達也, 他:地域緩和ケアにおける「顔の見える関係」とは何か? Palliative Care Research, 7:323-333, 2012
 https://www.jstage.jst.go.jp/article/jspm/7/1/7_1_323/_pdf/-char/ja
4) 阿部泰之, 森田達也:「医療介護福祉の地域連携尺度」の開発. Palliative Care Research, 9:114-120, 2014
 ↑「医療介護福祉の地域連携尺度」は
 https://www.jstage.jst.go.jp/article/jspm/9/1/9_114/_pdf/-char/ja
 で閲覧できます.
5) 森田達也, 井村千鶴:「緩和ケアに関する地域連携評価尺度」の開発. Palliative Care Research, 8:116-126, 2013

プロフィール　**髙橋聡子**　*Satoko Takahashi*

筑波大学附属病院 総合診療グループ
北茨城市民病院附属家庭医療センター センター長
北茨城市に来て早2年,住民として医療者としてその土地で生活することで見えてくる地域の課題に多職種に携わっていきたいと思っています.

吉本　尚　*Hisashi Yoshimoto*

筑波大学医学医療系 地域医療教育学

横谷省治　*Shoji Yokoya*

筑波大学医学医療系 北茨城地域医療教育ステーション
北茨城市民病院附属家庭医療センター

特集 何から始める!? 地域ヘルスプロモーション

住民協働・住民活動
〜住民のパワーを引き出すきっかけづくり

井階友貴

住民協働・住民活動とは

　住民（との）協働とは，住民，行政，専門職等のさまざまな主体が，対等な立場で連携のうえ，協力・協調して取り組むことで，住民活動とは，住民が自らの意思に基づき，自分たちのために自発的に行う活動を指し，ヘルスプロモーションにおいて，これらはいうまでもなく重要なことです．

　医療も健康増進も，はたまたヘルスケア関連分野以外のあらゆる事象も住民の生活・営みにつながり，住民を考慮しない対策はどこか本質的でない可能性すらあります．ここでは，われわれヘルスケア専門職が，地域の主役である住民といかに協働できるか，あるいは住民の主体的な活動をどのようにサポート・エンパワメントできるかについて述べたいと思います．

Keyword ▶　　主体性　　サポートとエンパワメント　　情報と関心の方向性

1 理論編

1）基本的な流れと考え方

　血圧の高い人が多い…認知症に対する理解が少ない…そんな地域の現場で総合診療医として，診療を懸命にこなすだけでなく，地域に出向いて健康講話を行う，健康フェアを企画する，チラシやリーフレット，ホームページの記事で情報を発信するなど，地域ヘルスプロモーションにかかわっている方は少なからずいらっしゃると思います．しかしどうでしょう，その取り組みを行っての感触はというと……「情報を発信していても，なかなか受けとってくれないなあ」「関心のある人には届くけど，関心のない人にはいつまで経っても届きにくいなあ」と感じていらっしゃる方もまた，少なからずいらっしゃることでしょう．ここには，情報と関心の主体・客体の原理が働いています．つまり，何をやるかということよりも，**誰が，どんな立場で，誰**

に向かって，何を伝えようとしているのかが，地域ヘルスプロモーションの成功の是非に大きくかかわっているということです．

この原理に立ち戻ったとき，住民との協働や住民活動は，大きなチカラを発揮することがわかります．医療にせよヘルスプロモーションにせよ，**地域の主体・主役はわれわれ専門職ではなく住民であり**[1]，われわれがそこにどのようにかかわるのか，住民とどのような関係を築くのかは，その地域のヘルスプロモーションの運命を大きく左右することでしょう．

2）どういったときに適しているか

前述の「情報と関心の主体・客体の原理」から述べると，住民協働や住民活動は，「住民が自ら活動することにどのような意味があるか？」「住民から住民への発信はどのように効果を表すか？」という命題が重要になってきます．

そのため，住民協働や住民活動を推進するのに適しているシチュエーションとして，まず，**住民に主体性がないとき**があげられます．「健康増進は専門職や行政の役目」と思っている住民は多く，筆者の個人的な経験からは，そのような方こそ専門職や行政の伝えたいことを受けとっていただきにくいと感じているところです．

もう1つのシチュエーションは，**関心をもってもらえる層の広がりに限界を感じたとき**です．医療者の立場からの発信が届くのは，当たり前ですが医療や健康に関心の高い人が中心で，関心の低い層にいくら発信を強化しても，届かないものは届きません．しかし，隣近所の○○さんがいっている／かかわっていることには，振り向いてくれはします．発信の主体を変えることで，届きにくかったところに届かせることができるかもしれません．

3）地域にあてはめる際に気をつけるべき点・工夫すべき点

住民協働や住民活動の地域での推進において最も気をつけるべき点は，「**住民主体であること**」とあえてはっきりいい切ります．当たり前のようですが，これがいかに難しいことかは，実際に住民協働・住民活動にかかわったことのある方はよくわかるのではないでしょうか．世の中に，一見「住民主体の活動」のように見えて，実はそうではない活動の，なんと多いことか！ 特に多いパターンは，行政などから資金を出して，それをもとに活動している団体です．お金を出すことで活動に義務と責任が生じ，最初はやりたくてやっていることも，そのうちやらされていることに変化してきてしまいます．では，どのようにすればわれわれはうまく住民協働や住民活動を推進させることができるのでしょう？

まずは健康にも住民活動にも関心をもっている，**地域のキーパーソンを探しましょう**．多くの場合このような方は地域ですでにさまざまな役割（議会議員，自治会，婦人会，老人クラブ，民生委員児童委員etc…）をもたれていることが多く，忙しく活動されている方こそ，仲間としていろいろと動いてくださいます．住民は一般的に，「医療や健康のことは専門的で難しい，わからない．でも必要．だから専門職との心理的な距離を縮めることで安心を得たい」と思っています[2]．まずは地域に一歩出て，そのようなキーパーソンを見つけ，いきなり活動の話をふっかけるのではなく，最初は「身近な医療者」としての信頼を得ることからはじまります．

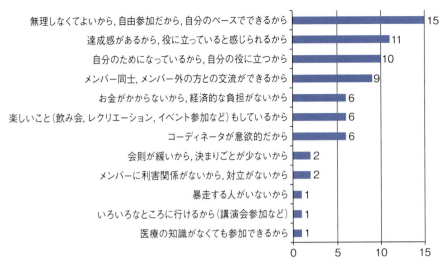

図1 ◆ たかはま地域☆医療サポーターの会に聞く 活動継続の秘訣（複数回答自由記載）

同時に，保健師等の役所役場のキーパーソンとも同様によい関係を築いておくと，さまざまな支援を受けられるでしょう．

　関係を深められたキーパーソンが複数でき，機運が高まりましたら，いよいよ活動として立ち上がっていただきたくなります．このとき，われわれはやはり医療者という専門職の立場ですので，自ら活動を実務で牽引するということは，あまりお勧めしません．住民主体に活動することの意義をうまく伝え，**専門職と行政職はサポートとエンパワメントに徹します**．サポートといっても，金銭的なサポートは前述の理由であまりお勧めできません．必要な知識を伝える，地域外と地域内をつなぐ，活動の内外の評価を上げる，などが望ましいでしょう．後述する「たかはま地域☆医療サポーターの会」の活動は8年以上続いていますが，以前会のメンバーに，なぜ活動を続けているのかをお聞きしてみたことがあります（**図1**）．すると，「無理しなくてよい・自由参加・自分のペースでできる」という理由が最も多く，続いて「達成感や役立ち感がある」「自分のためになっている」「地域内外の交流が楽しい」が挙がりました．**お金で縛られない，無理なく楽しく役立つ活動を自由にやっていただくことこそ，住民活動に必要な要素なのだと感じています**．よって，われわれや行政関係者は，住民活動に過度の期待を寄せてはいけないのかもしれません．活動が楽しくなるような，交流・レクリエーションなどの機会の獲得によりエンパワメントしていくことも，活動を推進することになりそうです．

　このように住民活動が立ち上がりましたら，専門職や行政職と一緒に企画して活動する機会を徐々に増やしていくと，それぞれの立場の仲間も徐々に増えていくと考えています[3]（**図2**）．住民協働や住民活動では，こちらがサポート・エンパワメントしているつもりが，いつの間にかこちらが元気・勇気づけられていることに気づかれると思います．ぜひどの立場にもWinな状況をうまくつくっていただきたいと願っています．

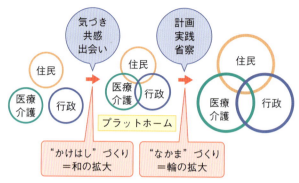

図2 ◆ 地域での協働の発展モデル

4）評価の方法

住民協働や住民活動の評価は，結論から申しますと非常に難しく，難航します．しかし，アウトカムをどのあたりに設定するかによって，事情は変わってきます．

一番近しいところでは，そもそも地域の主役である住民が主体的に健康分野にかかわるような活動が発生・継続するということ自体が大きな成果であるとも考えられますので，特に専攻医としてかかわるなかでは，期間・立場的に十分な成果といってよいのではと考えます．もう少しアウトカムを遠くすると，住民や多職種との協働の指標として提案されているもの[4]をそれぞれの立場で測定するということが挙がるかと思います．最終的には，本当にその地域が健康になったのか，というところに行きつくわけですが，この評価（正確な因果関係の証明）は並大抵のことではなく，筆者も難航しているところです．とはいえ，活動するうえでは目標や改善指標を設定することは重要ですので，短期的，中期的，長期的な目標をもとに活動されることをお勧めします．

❷ 実践編

医療や健康に無関心な住民に対して主体的活動のきっかけを提供し，サポートとエンパワメントを実施できた1例

1）なぜこの事例を取り上げたか

地域住民の医療への関心の不足と主体性の欠如という地域課題に対し，地域住民の有志活動の立ち上げにかかわり，支援を続けた結果，実際に住民の変化を実感できたため，ここに報告します．

2）取り組むまでの状況

福井県高浜町では，2004年度から開始された医師臨床研修制度をきっかけとする全国的な医師不足・医療崩壊の波に例外なく飲まれ，2008年度をピークに最盛期の約3分の1程度までの

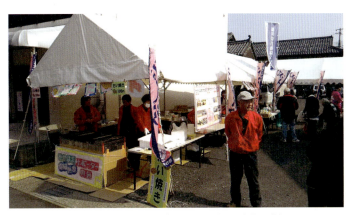

図3 ◆ たかはま地域☆医療サポーターの会の活動の様子

医師不足が発生しました．筆者はちょうど2008年度より高浜町で勤務を開始していますが，赴任してまず感じたことが，そのような状況にもかかわらず町民の医療に対する危機感はほとんど醸成されていないことでした．その理由は，交通手段として自家用車を持つ町民たちは，20〜30分で出向くことができる近隣市の総合病院や専門科クリニックへ直接受診する傾向が強く，町内の医療がどのような状況であろうと関心をもっていないことにあるようでした．

3）取り組みの実際

　高浜町では2009年度より福井大学に全国初となる市町村単独医学部寄附講座「地域プライマリケア講座」を設置，町ワーキンググループで出た意見から医学教育と住民啓発にとり組みました．そのうち住民へのアプローチについては，当初筆者が広報誌への連載や医療フォーラムの開催などの方法で，医療者の立場から住民へと意識を変えてもらうように訴えかけていましたが，それに対する住民の反応はありませんでした．そこで，2009年9月，住民主体の医療づくりをめざした住民有志団体「たかはま地域☆医療サポーターの会」（以下，「サポーターの会」）の立ち上げを支援し，住民の立場で住民へアプローチする活動がはじまりました．

　サポーターの会ではまず，住民として地域の医療を守り育てるためにとるべき行動を，「地域医療を守り育てる五か条」〔一．かんしん（関心）を持とう，二．かかりつけを持とう，三．からだづくりに取り組もう，四．がくせい（学生）教育に協力しよう，五．かんしゃ（感謝）の気持ちを伝えよう〕として提言，それをもとにポスターやチラシ，ビデオを作成し，老人会や婦人会，老人サロン，PTA総会，子育てサークル，地元中学校などに出向き，膝を突き合わせて五か条を伝えています．最近ではシンポジウムや市民向け講演会の講師，町外県外からの視察の対応など，対外的な活動も増加していますし，同時に，医療よりももっと生活に近い場所での活動として，地域のイベントでのたい焼き屋，高浜町オリジナル介護予防体操の発案と拡散などの活動も開始されています〔図3（pp324-325も参照してください）〕．

　筆者はサポーターの会の会員ではなく「オブザーバー」という立場でサポートとエンパワメントをしてきました．具体的には，医学的知識が必要になったときの提供や，町外の地域との

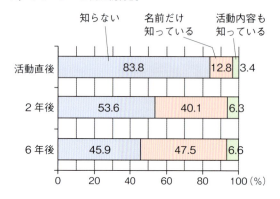
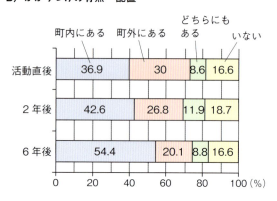
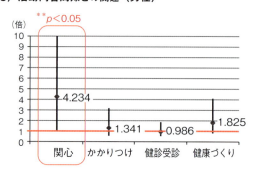
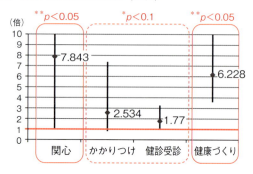

図4 ◆ たかはま地域☆医療サポーターの会の認知度と健康行動との関連
C, D) サポーターの会の活動内容を知っている人は, 知らない人に比して何倍健康意識が高いか (※年齢, 基礎疾患の有無, ヘルスリテラシーで調整).

橋渡し, 学会やマスコミ等での活動の紹介など. そして, 前述の通り無理なく楽しく役立つ活動を自由にしていただくことを重視して, 外部機関との調整役を買って出ていました.

活動は2017年9月に8周年を迎えましたが, 活動の勢いを長く保つことは非常に難しいと感じています. 何度か活動のマンネリ化により勢いを失いかけていますが, そのたびに, 新しい活動の場所を提案する, さまざまな分野の新奇性のある話題を提供する, 等により勢いをとり戻しています.

4) 取り組んだ結果

筆者はサポーターの会の活動を8年半みてきましたが, 主観的には, 前述の五か条の"四. 学生教育に協力しよう"にあるように, 研修生にあたたかい言葉がけをしてくださる患者さんが増えているように感じていました. ただ, 主観的な感想だけでなく, 客観的な評価も重要であると考え, サポーターの会の周知度とその効果を検討する, 高浜町内在住の高齢者を対象とした社会疫学的悉皆調査を実施しました. 図4に示す通り, サポーターの会の認知度は上昇傾向であり (図4A), また, 年齢, 基礎疾患の有無, ヘルスリテラシーで調整しても, 女性では

サポーターの会の活動内容を知っている人で，知っていない人に比べて，健康づくり・介護予防活動への参加が6.2倍有意に多く，かかりつけをもっていることが2.5倍，毎年の健診受診が1.7倍ほぼ有意に多いことがわかっています（図4D）．

5）振り返り・考察

プライマリ・ケア医として地域の課題解決を行ううえで，医療者主体の活動も重要ではありますが，住民から発信してもらうことで，無関心層を取り込めたり，患者ではなく住民の立場でこそ感じているような理想の医療像についての考察が加えられたりと，より本質的な活動につながっていると考えられました．

サポーターの会の活動は継続すること自体にも意義があると思います．今後も引き続き住民主体の医療づくりの可能性を模索し，その効果や因果関係をしかるべき方法（前向きコホート調査）で評価していきたいと考えています．

この事例から得られる Pearl
○ 住民活動は「参加」ではなく「サポート」と「エンパワメント」により効果的になる
○ 住民から発信することで，無関心層を取り込める

Next Step
○ 住民活動の内容の種別と効果との関係性を追究する
○ 住民協働・住民活動の事例を集積し，全国各地で要素ごとに役立つ事例集の作成を行う

文献

1) 「地域医療テキスト」（自治医科大学／監），医学書院，2009
2) Ikai T, et al：What sort of medical care is ideal? Differences in thoughts on medical care among residents of urban and rural/remote Japanese communities. Health Soc Care Community, 25：1552-1562, 2017
3) 井階友貴，他：医療，行政，大学の連携による福井県高浜町の地域医療改革～地域を支える医師と住民を育てよう～第3報．第51回全国国保地域医療学会優秀発表論文集，16-21，2012
4) McDonald K, et al：「Care Coordination Measures Atlas Updated June 2014」Agency for Healthcare Research and Quality, 2014
   https://www.ahrq.gov/sites/default/files/publications/files/ccm_atlas.pdf

---

プロフィール 井階友貴　*Tomoki Ikai*
福井大学医学部地域プライマリケア講座（高浜町国民健康保険和田診療所）
プロフィールはp.332参照．

特集 何から始める!? 地域ヘルスプロモーション

CBPR
~コミュニティをエンパワメントする実践研究

孫　大輔

◆ CBPRとは

　近年さまざまな領域で，参加型のリサーチへの関心が高まってきています．特に，ヘルスプロモーション・公衆衛生学や，プライマリヘルスケアの領域では，地域住民との協働やエンパワメントがトピックになっています．CBPR（community-based participatory research）とは，コミュニティに対するリサーチではなく，コミュニティと協働する研究方法であり，アクションリサーチ，参加型アクションリサーチ，参加型評価を包括する広範なアプローチです．本稿では，CBPRの原則と方法論について概説した後，具体的な実践例について紹介したいと思います．

Keyword ▶　コミュニティ　アクションリサーチ　参加　協働　エンパワメント

1 理論編

1）基本的な流れと考え方

　CBPRの定義はさまざまなものがありますが，代表的なものは「コミュニティの健康課題を解決し，コミュニティの健康と生活の質を向上するために，コミュニティの人々と専門職／研究者のパートナーシップによって行われる取り組み・活動」というものです[1]．「地域診断」も地域の健康課題の抽出と解決に向けた活動ですが，CBPRではそれを研究と並行して行うということと，住民と専門職とのパートナーシップがより重視されています．ここでいう「研究（リサーチ）」は，「実践活動（アクション）」と並行して行う**アクションリサーチ**といわれるもので，研究自体よりもコミュニティの状況改善や社会正義の実現というところに力点が置かれています．また，CBPRにおける「パートナーシップ」とは，「互いに信頼し育ち合う関係性」を表し，そこでは「かかわるすべての人が平等に協働し合うこと」が強調されています．

表1 ◆ CBPRの9つの原則

1. 地域を，共通の価値観や帰属意識をもつ集団（コミュニティ）として捉える
2. コミュニティの健康問題を解決するために，コミュニティの強みや資源を用いる
3. 活動のすべての段階において，対等なパートナーシップをめざす
4. それぞれの知識や技術を共有して互いに学び合い，能力を高める
5. 活動の成果を，コミュニティに還元する
6. 生態学的（エコロジカル）な視点で，コミュニティの問題を多角的に捉える
7. 活動は，循環しくり返しながら発展させていく
8. 結果を利用しやすい形でコミュニティに還元し，広く社会に普及させる
9. 長期的で持続できる活動として取り組む

（文献1より引用）

CBPRの源流には，ブラジルの教育学者パウロ・フレイレの活動があります[2]．彼は1950年代から貧困地域の文盲の農夫たちに識字教育を行いましたが，同時に彼らの社会的状況を改善させる能力と自信をつけさせるようなエンパワメント活動を行いました．彼は，これを「意識化」の教育と呼んでいます．CBPRはその後，米国などで失業，貧困，人種差別などを背景とした健康格差に対するアプローチとして成功を収めました．現在，日本でも，子どもの貧困など健康格差が広がってきており，そうした格差対策のアプローチの1つとしてCBPRが注目を集めています．

CBPRの原則には**表1**のようなものがあげられています．活動のすべての段階で住民と専門職が対等なパートナーシップで協働すること，コミュニティの強みや資源を尊重すること，活動の成果はコミュニティに還元されること，などがその骨子です．

2）どういったときに適しているか

CBPRの最大の利点は，コミュニティの人々をエンパワメントできるところにあります．フレイレが貧しい農夫たちに識字教育を行ったとき，彼らに知識を授けただけではなく，自分たちの社会的状況を「意識化」できるように促し，変革につながる自分たちの潜在能力に気づかせたのです．したがって，CBPRが適しているコミュニティとは，そうした社会的に排除・周縁化されている人々や抑圧されている人々，例えば，貧困地域，外国人，ホームレス，障害者などがあげられます．また，健康格差のある地域，例えば相対的貧困率や子どもの貧困率が高い地域における格差対策のためのアプローチなどに適しているといえるでしょう．

個人的には，そうした特殊な地域でなくても，ヘルスプロモーションにおいて地域住民の「やる気スイッチ」を押したいとき，住民と協働しながら，住民主体で健康対策を進めてほしいときにも使える手法だと考えています．

3）地域にあてはめる際に気をつけるべき点・工夫すべき点

具体的にCBPRはどう進めればよいのでしょうか．CBPRの進め方には**表2**のようなステップが提唱されています[2]．ここで気をつけるべき点は，研究をはじめる前に住民とのパートナー

表2 ◆ CBPRの進め方

1. 住民とのパートナーシップ形成と準備ミーティング
2. 現状の評価と課題設定
3. リサーチデザインを計画する
4. データ収集と分析
5. アクションプランの策定
6. アクションの実行
7. アクション後の評価
8. 上記サイクルを適宜くり返す
9. 結果のまとめと公開

(文献2を参考に作成)

シップ形成に時間をかけるということ,研究のデザインやアクションプランも住民と協働して計画するということです.つまり,研究開始のときには研究の具体的な中身は決まっていないことになります.筆者の場合は,CBPRの研究計画を倫理委員会に出す際,まずテーマとデザインの大枠(予想されるフィールドワークやインタビューなどの手法)で審査してもらい,研究が進み具体的なデザインや手法が決まったら,倫理委員会に追加申請するというやり方をとっています.

CBPRの最初のステップ,「コミュニティ(住民)とのパートナーシップ形成」は,最も重要な部分であるといっても過言ではありません.地域の住民にとっては,研究者という「よそ者」が外から入ってくることに警戒心をもつことが多く,また「研究」という言葉にアレルギー反応を起こす場合もあります.あくまで「自分たちの問題」をともに解決するパートナーとして,専門家や研究者は援助する立場であるということを,時間をかけて丁寧に説明します.こちらが逆に地域の活動を手伝ったり,地域に「巻き込まれ」たりしながら,関係性を構築していくことも重要です.

また,CBPRにおける研究手法は,非専門家でも参加できるような手法が望ましいと思います.例えば,まち歩きによるコミュニティの視察,インタビュー,フォーカスグループ[注1],コミュニティの強み・資源のリスト化,マップづくり,フォトボイス〔住民が写真を撮影し,それに語り(声)をつける手法〕,などです[2].専門的な分析手法(グラウンデッドセオリー[注2],高度な統計分析など)は,非専門家である住民の参加を妨げることになり,あまり適していません.データの分析場面は研究者が中心になるとしても,データの収集は,できるだけコミュニティの主役である住民も参加できる形で行い,コミュニティの課題が共有され,参加者が問題解決の「専門家」になれるようにするとよいでしょう.また,専門家である研究者も,コミュニティの人々の視点や認識などから「ローカルな知」を学ぶことができるのがCBPRの利点です.

注1 フォーカスグループ:類似の特性をもつ小集団(6〜10名程度)に特定のテーマについて議論させ,テーマに対する対象者の考えや態度などについて深い洞察を得る手法

注2 グラウンデッドセオリー:質的分析の一種で,データに基づいて分析を進め,新たな概念を抽出し,複数の概念同士の関係を体系的に関係づけた枠組み(理論)を生成しようとする分析方法

評価日_____年___月___日___評価者_____

1. 基礎的な情報
1）何を目的にしたパートナーシップか？ _____
2）誰と誰のパートナーシップか？ _____
3）どのような場で評価したのか？ _____
4）いつから関係づくりがはじまったのか？ _____

2. パートナーシップ評価

評価指標（○：できた，△：できていない，－：これから実施予定）		評価	評価の根拠となる事柄
1）実施の評価	① パートナーを信頼し対等な関係を築いているか ② パートナーと目的・情報・経験を共有しているか ③ 相手の強みをいかしているか ④ 話し合いをくり返しながら進めているか ⑤ 運営委員会の開催など活動を支える仕組みをつくっているか ⑥ 結果をフィードバックし改善しているか		
2）結果の評価 (1) 参加者個人の評価	⑦ 参加したあなたにとってメリットがあったか ⑧ 参加したあなたが主体的に取り組めたか ⑨ （コミュニティの参加者の場合）主体的に取り組めたか ⑩ （スタッフとしての参加者の場合）コミュニティの人たちから学べたか		
(2) パートナー同士の評価	⑪ お互いが成長したという時間をもつことができたか ⑫ 相互の関係が発展したか		

3. 今後の課題 _____

図1 ◆ パートナーシップチェックリスト
（文献1より引用）

4）評価の方法

　　CBPRの評価は，**プロセス評価**と**アウトカム評価**（介入評価）に分かれます．プロセス評価とは，CBPRを実践するプロセスで，コミュニティとのパートナーシップを構築できたか，どのようにコミュニティの人々の変化が起きていったのかという評価です．アウトカム評価とは，介入効果としてどのような指標がどのくらい変化したか，どのような目的を達成できたのかという評価です．

　　CBPRの評価の特徴はプロセス評価にあり，特にパートナーシップの評価は重要です．評価のポイントとして，① すべての参加者の視点をとり入れること，② 事前に評価方法を決めておくこと，③ 活動記録も評価の参考にすること，に留意します．具体的には質問紙による評価，インタビューやフォーカスグループによる評価，パートナーシップのチェックリストに基づく評価などを行うとよいでしょう（図1）．

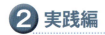 実践編

東京の「下町」谷根千地域におけるソーシャルキャピタルを活用したCBPR

1）なぜこの事例を取り上げたか

2015年から筆者の研究グループは，東京の「下町」である谷根千（谷中・根津・千駄木）地域でCBPRを行っています（現在も継続中）．地域での健康づくり活動として，大都市における取り組みも可能であるということ，また，行政区をまたぐユニークな谷根千地域における住民協働の実践例として本活動を報告したいと思います．

2）取り組むまでの状況

台東区の谷中と文京区の根津・千駄木をまたぐ「谷根千」地域は，古い民家や狭い路地が残り，お寺も多い「下町」です．例えば，谷中には，谷中銀座のような商店街や，100件近くのお寺や古民家があり，下町風情のある街並が残されています．しかしながら，この地域における課題として，人々の憩いの場である銭湯や，多世代が交流できる場が急速に失われていきつつあることがあげられました．そうした地域課題に対して，「下町」ならではのソーシャルキャピタル（古民家，路地など，人の集い場）を活用した健康づくりのためのCBPRができないか，と考えたのがきっかけでした．

3）取り組みの実際

研究メンバーは，大学の研究者や専門職のみならず，谷根千住民で長く市民活動を続けている方にも入ってもらい，10人のメンバーで開始しました．住民の方に多くの示唆をもらいながら，研究計画を策定し，まずはこの地域のソーシャルキャピタルが，人々の健康にどのように影響を与えているかをフィールドワーク（インタビュー，参与観察）で調査しつつ，住民とのパートナーシップ構築に努めました．

調査してわかったことは，谷根千地域のソーシャルキャピタルとして，銭湯，古民家，寺社，路地，さまざまな市民活動などがあり，それらがコミュニティに対して多様な機能を担っているということでした．例えば，銭湯は多様なコミュニケーションの場，多世代での助け合いの場，安否確認・見守りの場といった機能があり，特に高齢者や子育て世帯の健康を下支えしていると考えられました．しかしながら，その銭湯などのソーシャルキャピタル自体が急速に失われつつあり，人々のつながりが分断されてきているというのが地域課題としてあげられました．

そこで私たちは，2016年秋の「芸工展」（谷根千住民主催による展覧会）に「モバイル屋台de健康カフェ」という企画を出展しました（図2）．これは，街中で屋台を引き珈琲などをふるまいながら，地域住民と気軽に健康に関する対話（ダイアローグ）をするという活動でした．これにより，健康にあまり関心がない人も巻き込むことができるとともに，多種多様な住民とのパートナーシップ形成を促進することができました．

その後，新しく活動に加わった人々と協働し，課題に対するアクションとして，「谷根千まち

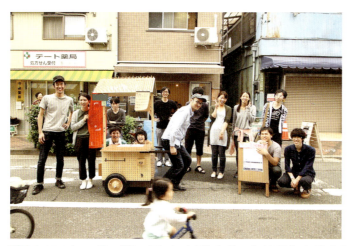

図2 ◆ 2016年10月の「芸工展」に出展した「モバイル屋台de健康カフェ」

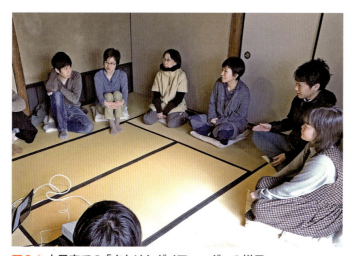

図3 ◆ 古民家での「まちけんダイアローグ」の様子

ばの健康プロジェクト(まちけん)」という実践活動を開始しました.このアクションで大事にしたことは,① 地域資源(ソーシャルキャピタル)を活用すること,② 住民協働・住民主体の活動を基盤とすること,です.そして,このアクションのゴールは,① 地域の人々のゆるいつながりを増やし,② 人々のウェルビーイングを向上させること,と設定しました.2018年1月現在,多世代が集まる古民家カフェや銭湯のロビースペースなどで,ウェルビーイングを向上させるような映画上映会(まちけんシネマ)やマインドフルネスの会(まちけんマインドフルネス),対話によって心配・不安を緩和する会(まちけんダイアローグ,図3)などを定期的に開催しています.

4)取り組んだ結果

このCBPR活動は現在進行中なので,まだはっきりとした結果は出ていません.しかし,研

究者による振り返りでは，この活動を進めていくうちに，地元の店舗（カフェ，藍染屋，漢方薬局など）の方，市民活動をしている方，町会の方などとの協働が増えており，確実に多様なネットワークが広がり，パートナーシップが構築されているのを感じています．今後，活動に参加した人々を対象に，ウェルビーイングの向上や，つながり（認知的・構造的ソーシャルキャピタル）の増加がみられるか，質問紙やインタビューで確認していきたいと考えています．

5）振り返り・考察

健康に無関心な人々にいかにアプローチするか，というのが地域での健康づくり活動での大きな課題となっています．ともすると，健康アプローチの参加者は，もともと健康意識の高い人ばかりとなりがちで，本当に健康対策を必要とする人たちに対策が届きにくいという現状があります．谷根千CBPR（まちけんプロジェクト）では，地域の人の集い場（ソーシャルキャピタル）を活用して，住民が気軽に楽しみながら行える取り組みを行うことで，健康にあまり関心のない人もかかわりやすい形になっているのが強みです．最終的に，研究が終了した後も，地域の人々によってこの活動が継続されている形になれば素晴らしいと思います．

この事例から得られる Pearl
- 地域の「資源」と「強み」に徹底的に着目しよう
- 地域の人々とパートナーシップを構築するために時間をかけ，工夫をこらそう

Next Step
- プロセス評価として，住民とのパートナーシップ形成を継続的に評価する
- 住民主体のサスティナブルな活動に移行できるように工夫する

文　献

1) 「地域保健に活かすCBPR─コミュニティ参加型の活動・実践・パートナーシップ」（CBPR研究会／著），医歯薬出版，2010
2) 「参加型アクションリサーチ（CBPR）の理論と実践─社会変革のための研究方法論」（武田丈／著），世界思想社，2015
- 武田丈：コミュニティを基盤とした参加型リサーチ（CBPR）の展望：コミュニティと協働する研究方法論．人間福祉学研究，8：9-25，2015
- 谷根千まちばの健康プロジェクト：http://www.ynsmachiken.net
- 孫大輔：知っ得！手段④地域社会参加型研究．治療，100：40-43，2018

プロフィール　孫　大輔　Daisuke Son
東京大学大学院医学系研究科 医学教育国際研究センター 講師
2000年東京大学医学部卒業．腎臓内科，家庭医療を専門として勤務を続けた後，2012年より現職．大学では主に医療コミュニケーション教育に従事．現在，教育・研究とともに，非常勤で家庭医としての診療を続けている．研究領域は医学教育学，ヘルスコミュニケーション，など．2010年より市民と医療者の対話の場「みんくるカフェ」を主宰．一般社団法人みんくるプロデュース代表理事．谷根千まちばの健康プロジェクト（まちけん）代表．主著に『対話する医療─人間全体を診て癒すために』（さくら舎）など．

特集　何から始める!? 地域ヘルスプロモーション

健康の社会的決定要因
〜地域のなかで健康の社会的要因について考える

増山由紀子

● 健康の社会的決定要因とは

　健康格差という言葉を知っているでしょうか？ 健康の社会的決定要因といわれると難しく感じるかもしれませんが，疾病や生活習慣だけでなく，経済，教育，住まい，仕事など健康に影響する社会的な要因があります．それらによって生じる健康・医療の質の格差のことを健康格差といいます．医療の場面ではなかなか関与できないような課題に思えるかもしれません．ここでは地域のなかの医師として健康の社会的決定要因にどのように取り組めるか述べたいと思います．

Keyword ▶ 　健康の社会的決定要因　　健康格差　　ソーシャル・キャピタル

1 理論編

1）基本的な流れと考え方

　診療の場面で経験するさまざまな課題があるために健康問題の解決が困難な方，そのなかには経済的な課題がある方が含まれていると思います．地域によっては経済的な問題を経験する機会の頻度が高かったり低かったりという違いがあると思います．診療で出会った患者さんから課題に気がついたり，もしくは地域診断や地域のデータから社会的な課題に気がつくこともあると思います．基本的な流れとしては，地域の課題をアセスメントし，介入方法を考え，実践して評価する，となります．

　もし，健康の社会的決定要因にどのようなものがあるか知らなければ，まずは全体像を学ぶ必要があります．WHOが2003年に発表した「Social Determinants of Health：The Solid Facts. 2nd edition」の日本語版「健康の社会的決定要因 確かな事実の探求 第2版」がWeb上で公開されています[1]．社会格差，ストレス，幼少期，社会的排除，労働，失業，社会的支援，

薬物依存，食品，交通という10のテーマに沿って，健康や寿命に与える影響がまとめられ，公共政策についての提言が示されています．健康に影響する社会的課題について考えるうえでは，取り組むチームでこのような内容について学習するところからスタートするとよいと考えます（筆者の診療所でもこの内容を朝のミニ学習会でスタッフと読み合わせをしました．健康づくりのためには疾病の予防だけでなく社会や地域にアプローチする必要があることを診療所のスタッフのなかで共通認識として学べたことは，その後の活動を行ううえでの大切な基盤になったと感じています）．

2） どういったときに適しているか

健康の社会的決定要因のなかにはソーシャル・キャピタル（社会関係資本）も含まれます．認知症に対するオレンジ・カフェや地域のなかのサロン活動などつながりの場をつくることも地域に対する1つのヘルスプロモーション活動になります（❷の実践編では，診療所で子ども食堂を開催しようと活動した取り組みについて紹介します）．地域のなかで，コミュニティを形成する，あるテーマに関心のある方に集まってもらって交流したり，学んだり，ケアされるような場づくりをするときには，健康の社会的決定要因の理解があるとよいと思います．

3） 地域にあてはめる際に気をつけるべき点・工夫すべき点

コミュニティづくりのよい面，悪い面について考えておくことが必要だと思います．ソーシャル・キャピタルについても，社会的ネットワークが豊かになることで社会的支援などにより健康に対して有利になるというよい面が示されていますが，一方で負の面として集団外の人の排除や集団からの過度の要求，強すぎる規範による自由の制限なども指摘されています[2]．同じように，支援が行われる際の支援する側・される側という構造についても注意が必要になると思います．支援してあげているという構造にならないように，また，参加者の心理的負担にならないような場づくりの工夫が必要であると考えています．オレンジ・カフェや子ども食堂のようにみんなで一緒に飲んだり，食べたりするという同じ体験をして同じ場にいることから，フラットな関係となり交流が行いやすくなります．

地域の実践のなかでは，対象の方やその目的に合わせて，計画したプロジェクトを効果的に行うためには，専門職だけで行うのか？地域の方にも参加してもらって実践するのか？など，どんなチームで取り組むのかを考えることも重要だと思います．

4） 評価の方法

評価方法はどんな課題に取り組んだかによって異なってきますが，評価をどうするかが一番難しいところだと思います．例えば，ソーシャル・キャピタルについて測定する方法としては質問紙を利用する方法があります[2]．地域のソーシャル・キャピタルを測定するためにはこのような研究手法を用いることになり，健康に影響を与える変化を正しく測定して評価することは，専攻医として地域で実践する期間を考えるとハードルが高くなるところだと思います．筆者もそこまで実践できていないところで，今後の課題となっています．コミュニティづくりや

場づくりとしては，参加者がいることや継続していることは1つの結果としてとらえることができます．

ソーシャル・キャピタルそのものを評価するのではなく，場づくりのテーマが絞られ，介入する目的がはっきりしている場合には，短期的なアウトカムを設定して参加者へのアンケートやインタビューなどで評価することも1つの方法になります．

❷ 実践編

「おーい，ココロンくらぶ」多世代コミュニティの場づくりに取り組んだ事例

1）なぜこの事例を取り上げたか

地域のなかにある診療所として，診療所に受診する患者さん以外の方の健康づくりのために何ができるかスタッフと考えました．診療所スタッフ，地域の方と実践・相談しながら多世代コミュニティの場づくりに取り組むことができたので報告します．

2）取り組むまでの状況

当診療所では無料低額診療事業を行うなど，経済的な困難を抱えた方の診療にもあたっています．これまで，高齢者のケアのなかでも経済的な問題や社会的な問題に対面することが多く，診療所では医師，看護師など医療スタッフだけでなく，事務スタッフも一緒にケアに取り組んで対応をしていました．地域の医療，介護，福祉とさまざまな職種の方との協働も必要なケースも多く経験するなかで，地域へ向けて健康づくりのために何か活動できないかと考えるようになりました．院内では朝の学習会で，健康の社会的決定要因についてのミニ学習会を行うなど，少しずつスタッフと学習をしていました．そのうちに他のところで行っているような「子ども食堂」が診療所でできないか？と意見が出て準備をはじめました．診療所だよりに記事を載せたところ，協力したい方から連絡をいただき，診療所スタッフと一緒に準備が始まりました．

3）取り組みの実際

診療所だよりを見て協力したいといってくださった方のほかに，筆者が診療所の外来で声をかけて協力してもらった方がいます．診察のときに仕事や趣味などの話になり，その方は元教員で，退職後に他の地域で教育支援事業のボランティアをされていることを知りました．「診療所でも子ども食堂や学習支援ができたらいいねと話をしているのでよかったら教えてください」と筆者から声をかけ，ご本人の了解を得て診療所スタッフに紹介しました．

診療所で子ども食堂をしようという機運は高まりましたが，さて困っている子はどこにいるのか？どうやって誘うのか？という課題に直面しました．スタッフと検討してまずは準備会と名づけて場づくりを先に行ってみることにしました．第1回目は診療所のスタッフが子どもを

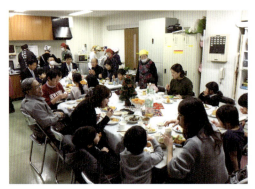

図1 ◆「ココロンくらぶ」の様子

連れてきて一緒に夕食を食べて遊んで帰る場として開催しました．2回目，3回目と開催するうちにスタッフの友人や地域の方の紹介などにより参加する方が増えてきました．当初は子どもの貧困へのアプローチを考えていましたが，開催していくなかで子どもたちだけでなく，いろいろな世代の人が一緒に食べて交流する場とするのがいいのではないか，子ども食堂にこだわらず，多世代の交流の場としようということになりました．そして，子どもの貧困対策というよりもいろいろな世代の方の交流の場「ココロンくらぶ」として月1回開催することにしました．その後，結果として継続していくなかで，こういう場があることを知った地域の方や福祉課の方が心配な方を紹介してくれるようにもなってきました．

実際の活動は診療所にある組合員室という地域の組合員の方が使用されるスペースを利用しています．ガスコンロや流しなどの調理スペースや冷蔵庫があり，長机を並べて大きなテーブルを2つつくり，ボランティアの方々がつくってくれた食事を食べます（図1）．お子さんの年齢によって配膳を手伝ってもらったりもしています．食べ終わった後は，隣の，日中はデイケアを行っているスペースで遊んだり，学習支援をしてくださる方に教えてもらって勉強したりしています．日中は高齢者の方のリハビリテーションに使われているパズルやリハビリの器具が，「ココロンくらぶ」のときには子どもたちにとっての遊び道具に変わります．クリスマスにはピアノの先生をしている方がピアノを弾いてみんなで歌を歌い，夏休みには宿題を持参して日中に開催したこともありました．よく来てくれる子どもたちと一緒に診療所の夏祭りにも参加するなど，「ココロンくらぶ」以外の場での活動にも取り組みました．参加者の方の力を借りて，活動の幅が広がっています．

4）取り組んだ結果

現在，月1回運営会議をして，第3火曜日の夕方に多世代コミュニティの場「おーい，ココロンくらぶ」を開催しています．母と子だけでなく，地域住民の方，お孫さんを連れて参加する方，幼児から中学生までいろいろな方が参加してくれています．そしてボランティアのスタッフもつながりのなかで増えていき，それぞれの想いをもって参加してくれています（図2）．スタッフのなかには参加するようになって体力もついて元気になったという方もいて，スタッフ

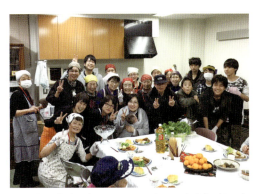

図2 ◆ 元気なボランティアスタッフや参加者の方たちと

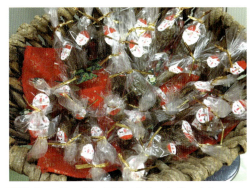

図3 ◆ 12月の会に届けてもらったサンタクロースの小物

の方にとっても社会参加の機会になっています．

「ココロンくらぶ」という場ができたことで，実際に活動するボランティアの方以外にも想いを寄せてくださる地域の方の協力が支えになっています．食材を届けてくれたり，手芸などでつくったものを届けてくださったりします．時には訪問診療中に患者さんのご家族から，家族の介護があって自分は参加できないけど，ぜひ使ってほしいといってお米をいただいて帰ってきたこともありました．図3は12月の会に届けてもらったサンタクロースの小物です．当日その場に参加できないけれど，地域の活動に賛同してくださる方がいることがわかり，改めて地域の力，ソーシャル・キャピタルの強さを感じることができています．

5）振り返り・考察

　診療所で多世代コミュニティの場づくりに取り組むことができました．このように，社会参加の機会が増えたことや，地域の支え合いが発揮できる交流の場が生まれたことそのものが，本取り組みの成果といえます．参加する人たちにとって，家庭や学校などのこれまでの日常生活で出会う人とはまた違う地域の方と交流する場になっています．また，実際に参加できなくとも，さまざまな形で会に関与して社会参加する機会になっています．

　当初の計画とは違う形態になっていますが，当初の理想を押し通すよりも地域の参加者のニーズに合わせて変容しながら継続していくことが重要だと考えます．まずは場をつくって，実践して，初めて気がつける課題や学びがたくさんありました．実践した後は，普段の学びと同じように，かかわる方と一緒に振り返りの時間をもって次の実践に活かせる改善を行っていけばよいように思います．月1回の運営会議は開催の準備だけでなく振り返りの重要な時間になっています．

　筆者自身もこの活動を通しての経験やさまざまなエピソードに触れて，地域で暮らすことについての理解が深まったと思います．診療所のスタッフにとっても医療，介護，福祉といった視点から支援することについて学ぶ大切な機会になっていると感じます．診療所で医療サービスを提供する職員としてかかわる場合と，「ココロンくらぶ」でかかわる場合には自然と違う態度になりますし，話す内容も変わります．診療所の朝の学習会でスタッフみんなで学んだこと

がこの取り組みに活かされ，診療所チームのなかでも健康に対する社会的課題や支援についての理解が深まってきました．「ココロンくらぶ」ができたことに続き，診療所の待合室で認知症の方，その家族や地域の方を対象にしたオレンジ・カフェを開催することができました．今後も診療とは違うアプローチで地域に必要な交流の場をつくっていきたいと思っています．

また，場づくりをしていることを発信して，地域のなかで有効に活用してもらうことが重要であり，筆者たちの活動についても今後の課題だと考えています．これにはまだまだ時間がかかると思いますが，地道に気長に活動を続けていきたいと思います．そして，単に活動してよかったねというだけでなく，何ができるのか一緒に考えて必要な支援につなげる，子どもたちだけでなく，参加してくれている方たちにどのような効果があるのかについて評価することにも取り組んでいきたいと考えています．

この事例から得られるPearl
○ 場づくりをしてみることで次の課題やアクションプランに気がつける
○ 場づくりにチームで取り組むことで社会的な課題や支援についての理解が深まる

Next Step
○ 地域に必要な場づくりを考え，新しいコミュニティづくりに取り組む
○ 交流の場の効果の評価や改善に取り組む

文献

1) 「健康の社会的決定要因 確かな事実の探求 第二版」（Wilkinson R & Marmot M／編，髙野健人／監修・監訳，WHO健康都市研究協力センター，日本健康都市学会／訳），健康都市推進会議，2004
http://www.tmd.ac.jp/med/hlth/whocc/pdf/solidfacts2nd.pdf
2) 杉澤秀博，近藤尚己：第11章 社会関係と健康，「社会と健康―健康格差解消に向けた統合科学的アプローチ」（川上憲人，他／編），pp209-232，東京大学出版会，2015

・ 亀田義人，近藤克則：地域包括ケア「見える化」システムと社会参加戦略．Geriatric Medicine，55：145-149，2017
　↑ JAGES（Japan gerontological evaluation study，日本老年学的評価研究）プロジェクトは日本の高齢者のデータをもとに予防政策の科学的な基盤づくりを目標とした研究プロジェクトです．高齢者に対するヘルスプロモーションを考える場合には取り組みの参考になると思います．

プロフィール　増山由紀子　Yukiko Mashiyama
医療生協さいたま 大井協同診療所 所長
医療福祉生協連 家庭医療学開発センター 指導医
今の診療所に赴任して，地域のヘルスプロモーションにかかわる方法を模索したところ，さまざまな方とのつながりに支えられて実践してくることができました．今後も楽しく地域のなかで活動していきたいと思っています．

特集　何から始める!? 地域ヘルスプロモーション

ソーシャル・マーケティング
～民間事業者の顧客獲得ノウハウを公的な保健事業に取り入れる

四方啓裕，越林いづみ

● ソーシャル・マーケティングとは

　一般的なマーケティングは，企業や生産者の利益を追求するための手段です．対照的に，ソーシャル・マーケティング（social marketing）は，社会の利益を追求するために社会を構成する人々の行動を変化させようとするものです．マーケティング学の大家であるフィリップ・コトラー氏は，そのことを「社会的に推奨される行動を普及させる」と要約しています．

Keyword ▶　　セグメント化　　ターゲティング　　行動変容　　行動変容ステージ

1 理論編

1）基本的な流れと考え方

　筆者が間近にソーシャル・マーケティングの実践を見たのは，1997年から10年余りの間にJICAの技術協力で派遣された途上国においてでした．米国の政府開発援助を実施する米系NPOが，コンドーム，避妊薬，経口脱水治療薬などの効用を伝えながら，地元住民に安くない価格で販売していたのです．商品はインドや南アフリカなどから安く仕入れているので，現地雇用した販売員に給料を払ってもなお利益が上がっていました．途上国へ援助するなら無償で配布するべき，という筆者の持論とは真逆でしたが，このやり方には利点があるのです．それは，いつか援助が打ち切られても，ノウハウを身につけた人材が地元に残り，彼らが商品を仕入れて販売すれば，「社会的に推奨される行動を普及させる」活動が自立的に続けられることです．
　マーケティングの対象はコンドームや薬などの物には限りません．途上国においては，赤ちゃんを母乳で育てることや健康によい食事を摂ることなどの**行動変容**も対象になります[1]．

2）どういったときに適しているか

　先述したのは途上国における活用例ですが，先進国でも同様に応用できます．例えば，禁煙する，運動習慣をもつ，野菜から先に食べる，減塩に努める，健診・検診を受ける，といった**行動変容**は，従来の介入策ではもともと健康に関心が深い層にしか普及せず，健康無関心層への浸透は一向に進みません．健康無関心層にもこういった行動を促すために，民間事業者がもっている販売促進や顧客獲得のノウハウを利用することは，今後大いに期待されるところです[2]．

3）地域にあてはめる際に気をつけるべき点・工夫すべき点

　ソーシャル・マーケティングを国内の地域保健に適用するのに，大きな妨げや制限はありません．保健事業本体の必要性は国や地方自治体が認めて，予算をつけているので，先述した米系NPOのように経営的自立性を追い求める必要もありません．むしろ，効率性はとりあえず脇に置いて保健事業を執行してきたまじめな行政当局者ほど，民間のノウハウを導入しようとしないことが問題です．

　また，禁煙する，運動する，検診を受けるなどは，いくら健康のためによいといわれても，多くの人々にとっては興味の対象ではなく，手間をかけてまでやりたいものではありません．それらの「つまらない」，あるいは「我慢を強いられる」行動を，自分にとって重要で興味のあること，あるいは手軽に実践できることに転換する工夫，また，人の考えや行動・習慣を変革できるほど強いメッセージで呼びかける工夫が必要です[3]．そこで，マーケティング技法では対象人口を共通の特徴をもつ小集団に分け（**セグメント化**），優先すべきセグメントを決め（**ターゲティング**），狙ったセグメントに受け容れられやすい働きかけを行うことによって，行動を促そうとします．

4）評価の方法

　保健事業における最終目標（アウトカム）は，がん死亡の減少，健康寿命の延伸，医療費の削減など，高い目線と広い視野，さらには長い時間軸で見ないと評価できないものばかりです．そのため，人口の小さな自治体が単年度のアウトカム評価指標を算出しても，変化を検出できないか，逆に極端なブレが生じてしまいます．きちんと評価できないと，効果を生んでいないが長年慣れ親しんだダメ企画をやめられなかったり，今の企画が効果を生みつつあっても余所で成功したと伝え聞いたやり方に差し替えたりする失敗を犯します．

　お勧めできる評価方法は，最終目標値までの中間的な目標値を設定しておくこと．また，**セグメント化**した小集団ごとにアウトカム指標と目標数値を掲げておくことです．例えば，「受診率を60％まで向上させる」を5か年計画の最終目標にしたのなら，中間年までに50％に届かせるように設定します．それも，誰でもいいから50％，ではなく，40％分は経年受診者というセグメントを増やして底固めして，10％分は新規受診者を積極的に獲得して上乗せします．新規受診者をさらに**セグメント化**して，今年40歳に到達する人，退職して被用者保険から国民健康保険に移行してくる人に**ターゲティング**して，40歳到達者から〇〇人，移行者から△△人，などと中間目標を立てるのです．

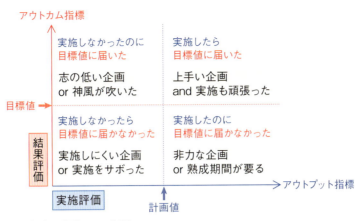

図1 ◆ 企画評価の4象限

　そのような手順をふみながら，働きかける方策を組み立てることが企画です．企画した通りに実施できたか否かを**実施評価**し，実施後に結果が中間アウトカムに届いたか否かを**結果評価**します．これら2つは次元が異なるので，別々に評価してから，2次元に展開した企画評価の4象限（図1）に当てはめて**企画評価**を行います．企画通りに介入策を実施して結果も中間目標に達したのなら，上手い企画だったのでしょうし，逆に，実施してアウトプットは出たのにアウトカムは目標に届かなかったのなら，非力な企画であったか，結果が現れるまでに熟成期間が要るのかもしれません．

❷ 実践編

福井県高浜町保健福祉課の事例：マーケティング手法を取り入れて大腸がん検診受診率を伸ばした成功を生かして，他のがん検診や特定健診の成績も伸ばしました

1）なぜこの事例を取り上げたか

　外部コンサルタントの助言にしたがって，1つの事業の1局面にソーシャル・マーケティング手法を借用してみただけではなく，自らマーケティング理論を理解して，事業の全局面に，さらには，他の保健事業にも応用して，最終アウトカムに迫りつつあるからです．

2）取り組むまでの状況

　「特定健康診査・特定保健指導」が始まった翌年の2009年，とうてい軌道に乗りそうにない状況で，町の保健師7名中4名が相次いで産休・育休に入ってしまいました．人繰りがたいへん苦しくなり，事業実施に効率性を求める強い動機が生じました．もともと若狭保健所では管内市町の保健師と勉強会を隔月で開催しており，同年のある会合では特定健診の未受診者対策をテーマにとり上げました．対象者の「見極め」で健診実施率を上げる！ という専門誌の特集号[4]を引用しながら，何をすればいいかだけにとらわれず，対象者を見極めればもっと効率的

に受診者を増やせる，と強調したのです．

　高浜町はその会合の後で，特定健診を受けなかった理由を未受診者に尋ねる調査を企画し，実施しました．翌2010年には若狭保健所が管内4市町と共同で，がん検診の受診者群と未受診者群の2群間で，知識・態度の違いを比較する症例対照研究を実施しました．その結果，検診を受けない住民が，がん検診をどのように認知しているのか，関連性が明らかになりました[5]．

3）取り組みの実際

　高浜町の当局者は，それまでの「受診率の向上」という，包括的であいまいであった目標設定を改めることにしました．住民をいくつかの集団に分け（**セグメント化**），そのなかで優先して受診を勧めるセグメントを選びました（**ターゲティング**）．第1に選んだのは前年度の健診・検診受診者で，彼らを継続して受診に導くという中間目標．第2には前年度の未受診者で，そのなかから新規受診者を開拓するという中間目標を選びました．

a）前年度の健診・検診受診者を継続的な受診に導く

　はじめての受診で悪印象をもたれたのでは，継続受診など望めません．受診者が都合を合わせやすいよう，平日午前の集団健診の他に，平日午後，日曜日，レディース限定会場，個別健診など受診機会を増やしました．待ち時間を短縮する工夫を凝らし，快適に受診してもらえるよう健診会場も整えました．その会場では保健師が受診者全員に短く面接して，翌年以降も受診してくれるよう呼びかけ，特に，新規受診者には毎年の健診結果票を綴れるファイルを手渡しました．町当局へ戻ってきた健診結果は，受診者に来所してもらって手渡しするか，郵送した後で電話するのですが，その際に，各人の健診結果や**行動変容ステージ**（図2）に合わせて，次年度に向けての助言を行いました．このような働きかけを行っておくと，翌年度はじめに「健診・検診希望調査票」を届けるだけで，多くの人々が自発的に申し込んでくれました．それでも申し込みがない人には，前年度の健診結果票を再印刷して異常所見があった項目にラインマーカーを引いて，勧奨通知といっしょに郵送しました．

b）前年度の未受診者から新規受診者を開拓する

　前年度の未受診者を受診に導くのは，既受診者よりも難しいことです．未受診者にとって健診・検診は他人事であって（**行動変容ステージ**としては無関心期），自分が対象者であること自体を知らず，行政から届けられる通知や広報誌は読んでおらず，「自覚症状がなければ大丈夫だ」と考えがち，などの特徴が先述した2010年の研究結果からわかっていました．一方で，長年にわたる町の取り組みのおかげで，ボランティアである健康づくり推進員の存在や，毎年健診・検診希望調査票が戸別配布されていることは認識されていました．そこで，「症状がないから受けよう！がん受診」というキャッチコピーと，早期発見のメリットを謳ったチラシを用意して，希望調査票に添えて届けるようにしたところ，徐々に受診者が増えていきました．

　大腸がん検診の受診率が50％を超えたとき，キャッチコピーを「町民の2人に1人がすでに受診者です」に変えてもらいました．多くの人が受けているなら自分も受けなければ，と考える人々が存在します（イノベーター理論でいう前期・後期追随者，原語でearly/late majorityといわれるように数が多い，図3）．その心理に訴えかけようというPR戦略が効果を上げるにつれ，キャッチコピーも，5人中3人が…，3人に2人が…，というふうに改訂されていきました．

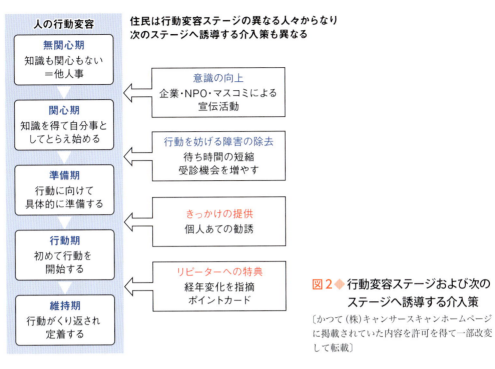

図2 ◆ 行動変容ステージおよび次の
ステージへ誘導する介入策

〔かつて(株)キャンサースキャンホームページ
に掲載されていた内容を許可を得て一部改変
して転載〕

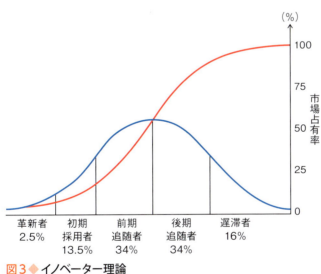

図3 ◆ イノベーター理論

――は分布頻度を，――は市場占有率（累積頻度）を示す．
革新者と初期採用者を合わせた16％のラインを超えると，これらのオピニオン
リーダーに追随する人々が現れる．
（文献6より引用）

4）取り組んだ結果

　　高浜町では，同じ時期に❷-3）の取り組みと並行して，全町民に健康づくりを呼びかけるポピュレーション戦略も展開していました[7]．「たかはま健康づくり10か条」[8] を周知する介入

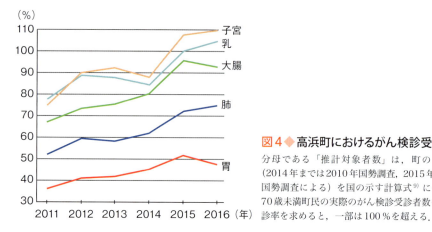

図4 ◆ 高浜町におけるがん検診受診率の推移

分母である「推計対象者数」は，町の70歳未満人口（2014年までは2010年国勢調査，2015年からは2015年国勢調査による）を国の示す計算式[9]に代入して算出．70歳未満町民の実際のがん検診受診者数を分子として受診率を求めると，一部は100％を超える．

策として，筆者，四方から越林へ小学生ポスターコンクールの実施を提案しました．作品は町内各所で掲示され，「第1条 野菜から先に食べる」「第2条 3食に野菜を食べる」を呼びかけるポスターはスーパーマーケットから大いに歓迎されました．入選作を含む約50作品を健康カレンダーの図柄に採用する流れができあがり，今も全世帯に配布されています．これらの取り組みの効果が相まって，がん検診の受診率は着実に上昇していきました（図4）．

5）振り返り・考察

事業効果はしっかり追い求めたいけれども，業務の効率化にも迫られるなかで，当局者は民間事業者の顧客獲得ノウハウを貪欲に吸収していきました．それでも，企画した介入策すべてが即座に効果を現したわけではありません．効果が現れなかったときに，企画段階で狙ったことの何が達成され，何が達成されなかったのかをきちんと評価したので，残すべきは残し，改めるべきは改めることができました．こうしてPlan-Do-Check-Act（PDCA）サイクルが回りはじめ，さらにアウトカムの到達まで視野に入ってきました．理論というものは，きちんと理解して，適切な局面で実地応用すれば効果を現わしてくれるものです．

この事例から得られるPearl
- 成果が現れにくいアウトカム指標をあきらめて，アウトプット指標でお茶を濁すのではなく，あくまでも本来の目的を追究する姿勢を貫いた
- いったんマーケティング技法を身につけた保健行政人材は，さまざまな保健事業に応用することができ，将来の自立発展性も確保される

Next Step
- 高浜町における成功事例の水平展開
- 市町・保険者に対する技術移転，人材開発

県職員である筆者としては，福井県が掲げる目標が達成されるために，県内市町・保険者に現状値からそれぞれの目標値へ近づけていただきたいと考えます．水平展開したいのは「何を実施したか」ではなくマーケティングの技法ですが，そのための研修会を福井県国民健康保険団体連合会と県当局とで共催できれば幸いです．

【謝辞】以前のウェブページ・データを提供していただき，また拙稿に対しても有益なご助言をいただいた，（株）キャンサースキャン代表　福吉 潤氏に深謝いたします．

文　献

1) 石田 裕：ソーシャルマーケティング．日本国際保健医療学会 国際保健用語集．
   http://seesaawiki.jp/w/jaih/d/
2) 近藤尚己：企業のマーケティング手法に学んだ政策を．p66，週刊東洋経済，2016年7月2日号
3) 株式会社キャンサースキャン：ソーシャル・マーケティング
   https://cancerscan.jp/socialmarketing/
4) 渡辺裕一：ソーシャル・マーケティングに学ぶ「対象者」「実施率」の考え方．保健師ジャーナル，64：1090-1094，2008
   ↑ セグメンテーション，マーケティングミックスの考え方を用いて，声高に受診勧奨をしてもなかなか健診を受けてくれない層を健診へ誘う戦略を考える．
5) 四方啓裕：健康無関心層にも届けるがん検診受診勧奨の工夫．保健師ジャーナル，71：725-758，2015
6) https://commons.wikimedia.org/wiki/File:Diffusionofideas.PNG
   「Diffusion of Innovations」(Rogers EM), The Free Press of Glencoe, 1962
   ↑ この書籍の再新版（第5版）は下記．
   「Diffusion of Innovations, 5th ed.」(Rogers EM), Simon & Schuster, 2003
7) 越林いづみ：健康無関心層にまで届く健康づくりをめざして—高浜町における「たかはま健康チャレンジプラン」の取り組み．保健師ジャーナル，71：766-772，2015
8) 福井県高浜町：【たかはま健康づくり10か条】について
   http://www.town.takahama.fukui.jp/page/hokenhukusi/kenkouzousinnkeikaku2.html
9) 厚生労働省がん検診事業の評価に関する委員会：「今後の我が国におけるがん検診事業評価の在り方について」報告書．2008

・ 「通勤大学MBA2 マーケティング（新版）」（青井倫一／監，グローバルタスクフォース／著），総合法令出版，2013
   ↑ マーケティングの主要な知識を，① マーケティング環境分析，② 標的市場の選定，③ マーケティングミックスの最適化，というプロセスに沿って，平易に記載している．顧客維持のマーケティング戦略，ネット時代におけるマーケティングも紹介している．

プロフィール

四方啓裕　*Akihiro Yomo*

福井県福井健康福祉センター 医幹（兼 福井保健所長）
国際開発コンサルタントから保健所長に転じて9年．保健所業務に問題解決型アプローチを応用するべく奮闘中．また，福井県国保連が設置した「保健事業支援・評価委員会」を通じて，保健事業の実施計画策定，実施，評価等に関して県内の保険者を支援している．

越林いづみ　*Izumi Koshibayashi*

高浜町保健福祉課 課長補佐
関東逓信病院（現NTT東日本関東病院），京都府綾部市役所などを経て，1998年より福井県高浜町役場に勤務．

特集　何から始める!? 地域ヘルスプロモーション

医療・福祉政策
～行政や多職種とともに住民のニーズに向き合う

森　冬人，若山　隆

● 医療・福祉政策とは

医師が地域全体へアプローチして健康増進を進める際，住民のニーズと地域の政策を考えること，そして行政や多職種と連携することは重要です．ここでは，地域の医療や福祉の政策にかかわる行政や多職種といかに連携し，住民本位の政策を実行するか述べたいと思います．

Keyword ▶ 　多職種連携　　訪問リハビリテーション　　community-based rehabilitation

1 理論編

1）基本的な流れと考え方

あなたは地域の医療や福祉の政策についてどの程度のことを知っているでしょうか．今回はプライマリ・ケアの現場で連携する機会の多い市町村での計画や政策を主に考えます．市町村では法律に基づくさまざまな計画を作成し，医療や福祉の政策を行っています（図1）．例えば市町村による介護予防教室の開催といった個々の事業もこのような計画によって実施されています．まずは**あなたの勤務する地域の計画を確認してみましょう**．多くの場合，市町村のホームページから計画を閲覧できます．小規模の市町村ではホームページの更新が遅れていることもあります．その際は担当部署へ問い合わせて開示してもらいましょう．計画の内容としては，計画の理念・目的，市町村の現状，個別の目標・事業内容・評価方法などが含まれています．特に**市町村の現状についての情報を確認するとよいでしょう**．地域の情報を集め，地域を知ることが地域の問題を解決していくためには必須です．あなたの知らない地域の現状を知ることができるかもしれません．また個々の事業内容については非常に具体的に記載されている部分もあれば，具体的ではない部分も見つかるでしょう．私たちが普段の診療をしているだけでは気づかない政策もあるかもしれません．

> **都道府県**
> - 医療計画（医療法）
> - 高齢者福祉計画　・障害福祉計画　・健康増進計画

> **市町村**
> - 総合計画など
>   市町村全体のまちづくり全般に関する理念や方針．
>   地方自治法に基づいていたが，法改正後，計画策定の義務がなくなった．
>   今でも多くの自治体では同様の計画がある．
> - 高齢者福祉計画／介護保険事業計画
>   老人福祉法と介護保険法に基づく．3年ごとに策定．両計画は一体的に作成される．
> - 障害福祉計画
>   障害者総合支援法に基づく．3年ごとに策定．
> - 健康増進計画
>   健康増進法に基づく．「健康○○21」などの名称で呼ばれることが多い．
>   （例：健康ただみ21）

図1 ◆ 自治体の主な医療福祉に関する計画
医療計画は都道府県だけが作成し，その他は都道府県・市町村の双方で作成するものが多い．
（文献1〜3を参考に作成）

次に市町村の職員についてです．多くの市町村では人事異動のために医療や福祉の分野に不慣れな職員もいるかもしれません．しかし，現場の経験から地域の問題を解決したいと強く感じている職員もいます．そのような職員と知り合い，個別の住民の問題に対して普段から積極的に協力することが上手に連携する近道になるでしょう．筆者らも普段の仕事からさまざまな職員と情報交換し，地域の実情を互いに共有するように努めています．

2）どういったときに適しているか

あなたが「地域住民のニーズに対して，地域のサービスや制度が十分対応できていない」と感じたとき，医療や福祉の政策を考えるとよいでしょう．つまり，**地域で利用できるサービスや制度が「必要十分」になっていないとき**です．

地域には医療保険，介護保険，障害者福祉等の制度があります．住民の状態，地域の医療・福祉施設の実情によって利用できる制度やサービスが限られ，ニーズが満たされないこともあります．地域包括ケアシステムでいえば，公的な支援や制度（公助・共助）だけではなく，インフォーマルなサービス（自助・互助）の欠如によってニーズが満たされないこともあるでしょう[4]．筆者らの勤務する福島県南会津郡只見町でのアルコール依存症の住民への支援を例に挙げます．精神科の専門医療機関や断酒会などの自助グループに行くためには自家用車で片道2時間ほどの距離があり，その住民にとってそれらの利用は困難です．このためプライマリ・ケアで他の支援方法を考える必要がありました．このような問題に取り組むことが，地域で脆弱だったサービスや制度を改善する機会になります．

3）地域にあてはめる際に気をつけるべき点・工夫すべき点

気をつける点は3つあります．1点目は**地域のニーズを正確に把握すること**です．前述の例なら，アルコール依存症の住民の人数，重症度，家族の状況，現在の支援制度の問題点などを確認することになります．ニーズの質や量によって解決する方策も変わってきます．

2点目は**地域のステークホルダー（関係者）を十分集めて協働すること**です．1つの医療機関でニーズを満たそうと努力することには限界があります．その医療機関の視点だけでは本当に地域のニーズに合った対応にならないかもしれません．ステークホルダーが集まることの利点として，① 取り組みの目的を共有できる，② 地域のニーズや資源を的確に把握できる，③ 各組織の役割や責任を明確にできる，④ 現実的な計画を作成できる，などがあげられます．また，各組織の考えや立場を考慮することも大切です．自治体であれば，条例の改正，計画の変更，予算編成などに手間や時間がかかることに配慮する必要があるでしょう．民間の組織であれば，コストに見合う活動かどうかといった問題が出るかもしれません．

3つ目は，**地域にある資源を把握すること**です．例えば人材の問題があります．後述する事例では訪問リハビリテーション（訪問リハ）を新たに導入する取り組みをしました．この地域では理学療法士・作業療法士のマンパワーに恵まれていたので，この取り組みが実現可能でした．地域に該当する人材が不足していれば，別な解決策になったかもしれません．

4）評価の方法

取り組みによっては**自治体の計画内の評価項目**を利用することができます．計画によりますが個別の事業に対して具体的な目標を設定していることも多くあります．例えば，健康増進計画では検診の受診率，住民のアンケート結果などを自治体が把握しているでしょう．これは自治体によって差があるため自分の地域での状況を確認してください[5]．ただし，本当に重要なアウトカムが測定できているのかは注意が必要です．地域にかかわる医師として，自治体の計画におけるアウトカムの設定とそれらの評価方法の検討にも関与できれば理想的です．具体的には計画策定の委員会に参加することや，パブリックコメントを寄せること等が考えられます．筆者らも只見町のいくつかの計画策定に携わっています．

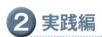
実践編

僻地の町で行政や多職種と協力して新たに訪問リハを導入した1例

1）なぜこの事例を取り上げたか

地域住民の医療や介護のニーズを拾い上げ，それを解決するために関係者と話し合いの場をつくりました．そして訪問リハの導入という医療システムの改善によって，ニーズを満たすことができたためここに報告します．

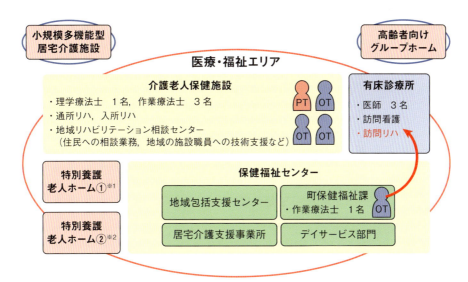

図2 ◆ 只見町内の主な医療・福祉施設（2017年12月現在）

医療・福祉エリアの施設は隣接して立地している．訪問リハは今回の取り組み以前には行われていなかった．
※1 定員60名
※2 定員29名，地域密着型

2）取り組むまでの状況

　筆者らの勤務する只見町は山間部の豪雪地帯に位置しています．都市部から非常に離れ，医療・福祉施設，専門職，障害者福祉等のサービスには限りがあります．現在，只見町の主な医療・福祉施設は図2のようになっていますが，2016年4月当時は町内に訪問リハはありませんでした．そして町内全体のリハビリテーションの課題を医師や理学療法士・作業療法士が個人で考えていても，他の職種と話し合う場がありませんでした．そこで筆者らは医師と作業療法士，理学療法士，看護師が集まる有志の会議を定期的に設け，普段考えている町の課題や解決策について意見交換をすることにしました．2016年8月に筆者らは1回目の会議を開催しました．そのなかで，作業療法士 伊藤さん（仮名）の悩んでいる事例を参加者は共有しました．

　【事例】交通事故による脊髄損傷で寝たきりとなっている60歳代前半の女性．2016年夏に回復期の病院から町内の自宅へ退院しました．筆者らの勤務する診療所での訪問診療や訪問看護，ヘルパーを利用し在宅療養を開始しました．患者や家族，訪問看護師らは介助方法，活動範囲を広げる方法，自宅環境などさまざまな面で理学療法士や作業療法士の支援が欲しいと考えていました．患者は介護老人保健施設の通所リハに通うことは難しく，そもそも介護保険の対象にもならないためリハビリテーション専門職による公的な制度での支援は困難でした．そのため，伊藤さんは県から委託されている地域リハビリテーション相談センターの相談業務として対応しました．伊藤さんはこの女性の在宅生活には専門職による継続的で深いかかわりが必要だと認識していました．しかし通常の業務もしながら，無償の相談業務の範囲でどのようにかかわるべきか悩んでいました．

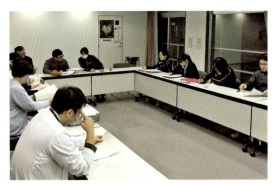

図3 ◆ 地域ケア会議の様子

この事例や過去の事例などから，専門職のケアが本当に地域の必要な人に行き届いているのか，筆者らは疑問に思いました．そして解決への取り組みをはじめました．

3）取り組みの実際

リハビリテーション専門職によるケアを本当に必要な町民へ提供するためには，現在の体制を改善する余地があると会議の参加者全員が認識しました．そして，町内で類似した事例がないか，解決策として訪問リハ等の制度を導入可能かどうか，情報を集めて定期的に話し合いを続けました．

その結果，町の保健福祉課も訪問リハの必要性を認識しており，町の事業計画にも訪問リハを導入する方針が明記されていることがわかりました．しかし，どの施設でどのように訪問リハを提供するのか具体的な政策は進んでいませんでした．一方，診療所や介護老人保健施設では導入のための費用など議論すべき点は多いものの，訪問リハの導入は検討できることがわかりました．訪問リハを導入する際には，町の関係者が地域のニーズを共有し，町民にとってよりよい導入方法を決めることが重要だと筆者らは考えました．そのためには，有志の会議に参加していなかった関係者とも協議する必要があると判断しました．

そこで，筆者らは地域ケア会議[注1]（図3）で訪問リハの導入を提案しました．そして，筆者らが中心となり町における訪問リハに関する具体的な導入の会議を進めることになりました（図4）．事前に各組織が訪問リハにどんな期待や不安をもっているのか確認して地域ケア会議に臨んだことで，順調に導入が決定できたと思います．2016年11月から，筆者らは関係者を集めて訪問リハの運営方法を協議しました．多職種が経験したこれまでの事例から，介護認定の有無に関係なく町民には訪問リハのニーズがあり，医療保険・介護保険の両方に対応できる訪問リハが望ましいことをすべての組織に十分理解してもらえるよう注意しました．また専門職だけでなく事務担当者にも参加してもらい，事務の視点で心配な点にも気を配りながら導入を計画し

注1 地域ケア会議：地域包括支援センター等が主催する，高齢者個人に対する支援の充実とそれを支える社会基盤の整備とを同時に進めるための会議．今回の事例のように，只見町では高齢者以外の住民に関する医療・福祉政策を話し合うこともある．

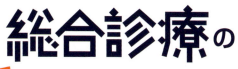
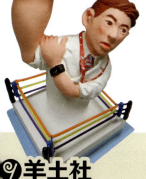

患者を診る 地域を診る まるごと診る
総合診療のGノート

General Practice

- 隔月刊(偶数月1日発行)
- B5判
- 定価(本体2,500円+税)

編集ボード

前野哲博
(筑波大学附属病院総合診療科 教授)

南郷栄秀
(東京北医療センター総合診療科 医長)

大橋博樹
(多摩ファミリークリニック 院長)

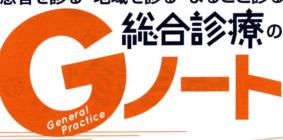

あらゆる疾患・患者さんを **まるごと診たい!**
そんな医師のための
「総合診療」の実践雑誌です

- **現場目線の具体的な解説**だから,かゆいところまで手が届く
- 多職種連携,社会の動き,関連制度なども含めた**幅広い内容**
- 忙しい日常診療のなかでも,**バランスよく知識をアップデート**

読者の声

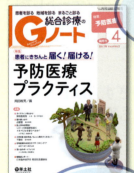

現実的かつ
エビデンスに基づいていて
診療に直結します
(総合診療科 勤務医)

専門外の開業医にとって,
日常戸惑う視点に立って書
かれている
(開業医 小児科)

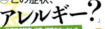

専門医試験対策の勉強
にも使っています
(総合診療科 専攻医)

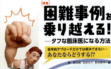

かかりつけ医としてどこ
まで対応すべきか悩む
場面のヒントがあります
(開業医)

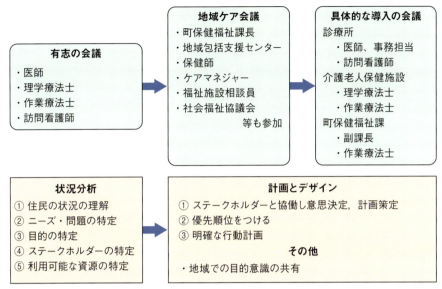

図4◆訪問リハ導入の過程
会議への主な参加者（上段 ▢）とCBRガイドラインのステップで実践したこと（下段 ▢）．
（下段：文献6を参考に作成）

ました．そして各施設で訪問リハを提供する際の課題や予算を具体的に話し合いました．最終的に診療所で医療保険の訪問リハを導入し，介護老人保健施設で介護保険の訪問リハを検討することで町全体での方針が決まりました．そして2017年4月から町の作業療法士が非常勤職員として診療所に勤務し，医療保険による訪問リハを開始しました．

4）取り組んだ結果

現在，3名前後の住民に対して医療保険による訪問リハを実施しています．前述した事例も作業療法士が継続してかかわり，寝たきりから長時間の座位保持や車椅子の使用が可能となり，知人とお茶をするなどさまざまな活動ができるようになりました．さらに介護老人保健施設における訪問リハの準備も進めています．また，多職種が集まる勉強会を利用して各職種が気づいた町の課題を共有しています．

5）振り返り・考察

家庭医は自分自身を，支援的ヘルスケアを提供する地域社会に広がるネットワークの一部と考えています[7]．そのネットワークのなかには地域の多職種もいます．彼らも住民のニーズを把握し，貢献したいと考えていることを知りました．さらに，今回の事例を通して，地域に貢献する意欲のある多職種と協力して仕事をすることに家庭医としてやりがいを感じました．また医療保険など公的支援はルールによって制限されることがあると学びました．

障害者福祉やリハビリテーションの政策を考えるうえで，community-based rehabilitation（CBR）という概念があります．CBRの定義は「障害をもつすべての子どもおよび大人のリハ

ビリテーション，機会均等化および社会統合に向けた地域社会開発における戦略の1つである．CBRは，障害のある人，家族およびコミュニティならびに適切な保健医療・教育・職業・社会サービスが一致協力することによって実施される」（1994年合同政策方針，WHO，ILO[注2]，UNESCO[注3]）とされています[8]．単に障害者の機能回復を指すのではなく，すべての人が社会へ参加できるように地域を発展させる戦略です．この実践にはCBRガイドラインが参考になります[6]．CBRに沿った戦略として，①状況分析，②計画とデザイン，③実施とモニタリング，④評価の4つのステップが提唱されています[6]．今回の事例ではまだこのガイドラインを利用しませんでしたが，実践した内容は①状況分析や②計画とデザインに類似していました（図4）．障害者福祉に関しては，このガイドラインを参考にすることで，地域の状況を網羅的に把握して包括的な活動ができる可能性があると考えました．

この事例から得られるPearl

○ 地域住民の満たされないニーズは，医療や福祉政策の改善へつながるヒントになる
○ ステークホルダーを集めることで，地域にとってよりよい改善案を作成できる

Next Step

○ 訪問リハを実施し，成功した事例や今後の課題を地域の多職種と共有する
○ 市町村の医療福祉関連の計画へ，多職種が把握している住民のニーズをとり入れる

文献

1) 総務省：地方自治制度の歴史
http://www.soumu.go.jp/main_sosiki/jichi_gyousei/bunken/history.html（2018年3月閲覧）
2) 厚生労働省：障害福祉計画・障害児福祉計画の概要
www.mhlw.go.jp/stf/seisakunitsuite/bunya/0000163638.html（2018年3月閲覧）
3) 厚生労働省：健康日本21（第二次）
www.mhlw.go.jp/stf/seisakunitsuite/bunya/kenkou_iryou/kenkou/kenkounippon21.html（2017年12月閲覧）
4) 厚生労働省：地域包括ケアシステムの5つの構成要素と「自助・互助・共助・公助」
http://www.mhlw.go.jp/seisakunitsuite/bunya/hukushi_kaigo/kaigo_koureisha/chiiki-houkatsu/dl/link1-3.pdf（2018年3月閲覧）
5) 志水翔平，横山淳一：市町村における健康増進計画の評価指標構造分析．日本経営診断学会論集，16：61-67, 2016
6) World Health Organization：Community-based rehabilitation guidelines.
www.who.int/disabilities/cbr/guidelines/en/（2018年3月閲覧）
7) 「McWhinney's Textbook of Family Medicine 4th ed」（Freeman TR），Oxford University Press，2016
8) 日本障害者リハビリテーション協会情報センター 障害者保健福祉研究情報システム：CBR（地域に根ざしたリハビリテーション）・CBID（地域に根ざしたインクルーシブ開発）
www.dinf.ne.jp/doc/japanese/glossary/CBR.html（2018年3月閲覧）

注2 ILO：国際労働機関
注3 UNESCO：国際連合教育科学文化機関

プロフィール

森　冬人 *Fuyuto Mori*
福島県立医科大学医学部 地域・家庭医療学講座，只見町国民健康保険朝日診療所
家庭医療専門医
行政や多職種とともに地域へ貢献できる僻地のプライマリ・ケアにやりがいを感じています．協力していただいた只見町の皆様，ありがとうございました．

若山　隆 *Takashi Wakayama*
福島県立医科大学医学部 地域・家庭医療学講座，只見町国民健康保険朝日診療所 所長
家庭医療専門医・指導医
これは森先生が研修中に自分から取り組んだ事例です．若い専攻医でも地域を変える活動は十分できます．

次号（2018年6月号）の特集は…
「もしも一人診療所の医師だったら いざというとき求められる各科手技（仮題）」
⇒ 詳しくはp.475をご覧ください．

Book Information

病態で考える 薬学的フィジカルアセスメント
41の主訴と症候から行うべきアセスメントがわかる

近刊
4月発行予定

著/鈴木 孝
- 予価(本体 3,800円+税)　B5判　約290頁　ISBN978-4-7581-0940-6

- 41に及ぶ主訴・症候ごとに、考えられる原因疾患を病態をふまえて解説！
- 病態把握のために必要なアセスメントと方法、評価を根拠から解説！
- よりよい薬物治療、薬学的管理にすぐに活かせる！

症状に応じた適切なフィジカルアセスメントで，病態把握に役立つ！

改訂第3版 ステロイドの選び方・使い方ハンドブック

新刊

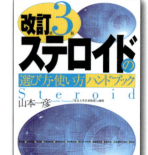

編集/山本一彦
- 定価(本体 4,300円+税)　B6判　375頁　ISBN978-4-7581-1822-4

- 具体的な処方例・幅広い疾患の解説などいいところはそのままに、内容のアップデートを行い、新規項目を追加．
- 対応疾患は48！さらに充実の1冊となりました．

「ステロイドの実用書といえばこの1冊」の大好評書が改訂！

よくわかる輸血学 第3版
必ず知っておきたい輸血の基礎知識と検査・治療のポイント

近刊
4月発行予定

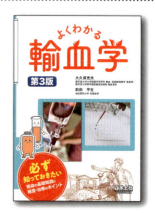

著/大久保光夫, 前田平生
- 予価(本体 4,200円+税)　B5判　約200頁　ISBN978-4-7581-1832-3

- 安全な輸血のために必須の基礎知識を、コンパクトにわかりやすくまとめました．
- 学生実習や各種認定試験対策にも最適！

大好評の輸血の定番入門書，改訂第3版！

発行　羊土社 YODOSHA　〒101-0052　東京都千代田区神田小川町2-5-1　TEL 03(5282)1211　FAX 03(5282)1212
E-mail：eigyo@yodosha.co.jp
URL：www.yodosha.co.jp

ご注文は最寄りの書店，または小社営業部まで

Book Information

看護学生・若手看護師のための急変させない患者観察テクニック
小さな変化を見逃さない！できる看護師のみかた・考え方

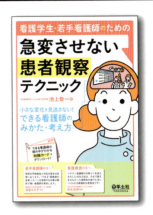

著／池上敬一
- □ 定価（本体 2,700円＋税） □ B5判 □ 237頁 □ ISBN978-4-7581-0971-0

- ● できる看護師が行う「急変の芽を摘み取る方法」を"言葉"で解説！
- ● 現場で観察すべき視点を"14枚の知識カード"（付録）にまとめました
- ● 若手看護師必携！あらゆる診療科の病棟で役立ちます！

本書をマスターすれば、できる看護師の思考パターンで動ける！

やさしくわかるECMOの基本
患者に優しい心臓ECMO、呼吸ECMO、E-CPRの考え方教えます！

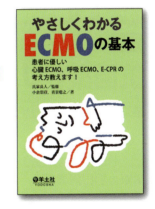

監修／氏家良人 著／小倉崇以，青景聡之
- □ 定価（本体 4,200円＋税） □ A5判 □ 200頁 □ ISBN978-4-7581-1823-1

- ● 難しいと思われがちなECMOについて，基礎知識からやさしく解説！
- ● 軽妙洒脱な対話形式で，「患者に優しい管理」を楽しく学べます．
- ● 基本から学びたい医師やメディカルスタッフにおすすめです！

はじめてECMOを学びたい人のための入門書！

麻酔科研修チェックノート 改訂第6版
書き込み式で研修到達目標が確実に身につく！

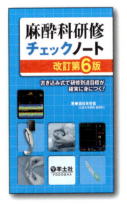

著／讃岐美智義
- □ 定価（本体 3,400円＋税） □ B6変型判 □ 455頁 □ ISBN978-4-7581-0575-0

- ● 麻酔科医に必須の知識と手技・コツを簡潔に整理．図表も豊富に掲載
- ● 重要ポイントを確認できるチェックシート付．しかも，ポケットサイズ！
- ● 発行依頼，クチコミで絶大な支持を得ている好評書の最新版

「麻酔科研修に必須」と選ばれ続ける超ロングセラーを改訂！

発行 羊土社 YODOSHA
〒101-0052 東京都千代田区神田小川町2-5-1 TEL 03(5282)1211 FAX 03(5282)1212
E-mail：eigyo@yodosha.co.jp
URL：www.yodosha.co.jp/
ご注文は最寄りの書店，または小社営業部まで

レジデントノートのご案内

プライマリケアと救急を中心とした総合誌

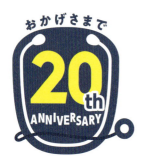

レジデントノートは2018年度で『創刊20年目』となりました．これからも読者の皆さまに寄りそい，「読んでてよかった！」と思っていただける内容をお届けできるよう努めてまいります．どうぞご期待ください！

最新号

2018年4月号 Vol.20 No.1

特集

抗菌薬ドリル

感染症診療の実践力がやさしく身につく問題集

編集／羽田野義郎

感染症診療の進め方・抗菌薬の使い方を問題集形式で紹介．「適切な薬剤を，必要なときだけ，適切な量と期間で使用する」ための考え方のエッセンスが楽しく身につく！

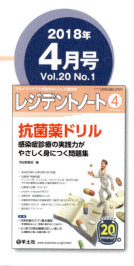

- ISBN978-4-7581-1605-3
- 定価（本体2,000円＋税）

大好評！

2018年3月号 Vol.19 No.18

特集

敗血症を診る！
リアルワールドでの初期診療

早期診断・抗菌薬・輸液など
速やかで的確なアプローチの方法が身につく

編集／大野博司

Sepsis-3の診断基準による早期診断，初期抗菌薬投与，循環・呼吸管理，さらに心機能低下など基礎疾患のある場合の対応まで解説．敗血症の初期診療のリアルがわかる！

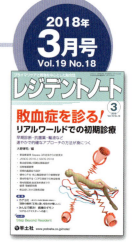

- ISBN978-4-7581-1604-6
- 定価（本体2,000円＋税）

増刊 レジデントノート

1つのテーマをより広くより深く
■年6冊発行　■B5判

Vol.20 No.2　増刊（2018年4月発行）

電解質異常の診かた・考え方・動き方
緊急性の判断からはじめるFirst Aid

編集／今井直彦

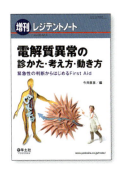

"緊急性の有無"を切り口に各電解質異常の症状から心電図異常,注意すべき薬剤まで解説！緊急性の有無で分類した症例も豊富に収録,読めば電解質異常診療に強くなる！

■ISBN978-4-7581-1606-0
■定価（本体4,700円＋税）

続刊　Vol.20 No.5　増刊（2018年6月発行予定）

循環器診療のギモン、百戦錬磨のエキスパートが答えます！

編集／永井利幸

年間定期購読は選べる4プラン！

通常号（月刊）がブラウザからいつでも読める，**レジデントノート WEB版**をぜひご利用ください！

送料※1サービス

冊子のみ
- 通常号（月刊12冊）　本体 **24,000円** ＋税
- 通常号＋増刊（月刊12冊＋増刊6冊）　本体 **52,200円** ＋税

冊子＋WEB版※2,3（通常号のみ）
- 通常号　本体 **27,600円** ＋税
- 通常号＋増刊　本体 **55,800円** ＋税

※1 海外からのご購読は送料実費となります
※2 WEB版の閲覧期間は，冊子発行から2年間となります
※3「レジデントノート 定期購読WEB版」は，原則としてご契約いただいた羊土社会員の個人の方のみご利用いただけます

詳細はレジデントノートHPへ！

今なら年間定期購読をお申し込みの方全員にプレゼント！　2018年6月29日まで

- **新規**　オリジナルペンライト（瞳孔ゲージ付）
- **新規** **継続**　書籍「こんなにも面白い医学の世界 からだのトリビア教えます」

（雑誌価格は改定される場合があります）

レジデントノート 電子版 ～バックナンバー～

★現在市販されていない号を含む，レジデントノート月刊既刊誌の創刊号～2014年度発行号までを，電子版（PDF）にて取り揃えております．
● 購入後すぐに閲覧可能　● Windows/Macintosh/iOS/Android対応

詳細はレジデントノートHPにてご覧ください▶www.yodosha.co.jp/rnote/

SNSもやってます！　Facebook　www.facebook.com/residentnote/　　Twitter　twitter.com/yodosha_RN

Book Information

トップジャーナル395編の「型」で書く医学英語論文
言語学的Move分析が明かした執筆の武器になるパターンと頻出表現

新刊

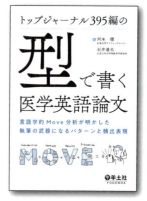

著／河本 健，石井達也
□ 定価（本体 2,600円＋税）　□ A5判　□ 149頁　□ ISBN978-4-7581-1828-6

- 論文を12のパート（Move）に分け，トップジャーナルを徹底分析！抽出されたMove別の書き方と頻出表現を解説！
- 優れた論文構成術と幅より広い表現力が身につきます

Moveを知れば執筆が劇的に楽になる！

こんなにも面白い医学の世界 からだのトリビア教えます

新刊

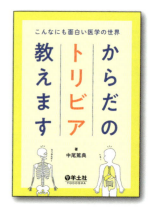

著／中尾篤典
□ 定価（本体 1,000円＋税）　□ A5判　□ 88頁　□ ISBN978-4-7581-1824-8

- お酒を飲んだあと〆のラーメンが食べたくなるワケ，ゴッホの絵が黄色っぽい理由とは？バンジージャンプは失明を引き起こす？など，思わず誰かに教えたくなる医学の雑学「トリビア」を1冊にまとめました．

へぇーそうだったんだ！誰かに教えたくなること必至！

伝わる医療の描き方
患者説明・研究発表がもっとうまくいくメディカルイラストレーションの技術

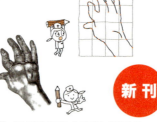

新刊

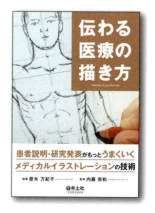

著／原木万紀子　監修／内藤宗和
□ 定価（本体 3,200円＋税）　□ B5判　□ 143頁　□ ISBN978-4-7581-1829-3

- コミュニケーション・ツールとしてのイラストをあなたの"強み"に！
- 目的どおりのイラストを検索するのは意外と大変…どうせなら自作で！
- 忙しい医療者でも実践可能なコツを最小限の言葉で解説．

患者さんへの説明 ＋ 伝わるイラスト ＝ 信頼！

発行　羊土社 YODOSHA　〒101-0052　東京都千代田区神田小川町2-5-1　TEL 03(5282)1211　FAX 03(5282)1212
E-mail：eigyo@yodosha.co.jp
URL：www.yodosha.co.jp

ご注文は最寄りの書店，または小社営業部まで

どうなる日本!? こうなる医療!!

遠隔医療のこれまで，これから②
開発が進む 遠隔医療の今

竹村昌敏（東京医科歯科大学 整形外科／株式会社エクスメディオ）

はじめに

　遠隔医療は近年日本において成長目覚ましいものとなっています．その発端の1つは，2010年に開始された米国の医療保険制度改革（いわゆるオバマケア）による米国の医療費の増大とその解決策としての米国での遠隔医療の隆盛，もう1つは2015年に厚生労働省医政局長から出された事務連絡であると言えます〔これは1997年に出された「平成9年12月24日付け健政発第1075号厚生省健康政策局長通知．情報通信機器を用いた診療（いわゆる「遠隔診療」）について」の事務連絡〕．それに加えて遠隔医療を行うことができる環境（通信，機器）が整ったこと，これらが複合的な原因となり日本では2015年頃から，事業主体がいわゆるベンチャーやIT系企業という遠隔診療サービスが次々に生まれてきました（遠隔診療元年と言われています）（図1）．

　前回（2018年2月号）の「いまさら聞けない，遠隔医療入門」でも書かれていましたが，現在の遠隔医療はざっくりと，D to D（Doctor to Doctor）とD to P（Doctor to Patient）の2つに分類することができます．本稿ではこの2つに分けて日本の遠隔医療の今について説明していきたいと思います．なお遠隔医療の一連の流れに関しては図2を参照してください．

D to D（Doctor to Doctor）

　長らく日本で主流であったのはD to Dの遠隔医療です．これは，医師同士が隔てられた状況で医療情報のやりとりを行うスタイルです．主に臨床医と専門性の高い医師とをつなげることを目的としています．日本では1990年代から遠隔病理診断の研究がはじまり実用化に向かって進んでいきました．同様に遠隔放射線診断も日本において研究開発が進み普及していきました．これらは専用機器を用いて行うことにより，質の高い医療情報を伝えることが可能である反面，導入コストが高いものでした[1]．

　2000年ごろからのWi-Fiの名で知られる無線LAN規格のネットワーク環境の整備，2010年ごろからの第4世代移動通信システム（通称4G）の整備，これらによってそれまでの有線LANに頼らない通信が普及しました．また，2007年に発売されたiPhoneやiPadを代表とするスマートフォンやタブレットなどの汎用機器の入手難度低下によって専用機器を用いることなく遠隔通信が可能になり，これらを使用したサービスが生まれ，増加することで，D to Dの遠隔医療の導入に関する障壁はかなりとり除かれたと思います．またD to Dの今までのサービスと異なり，診断に重点がおかれるのではなく医師と医師をつなぐという点に重きがおかれるサービスも数多くみられるよ

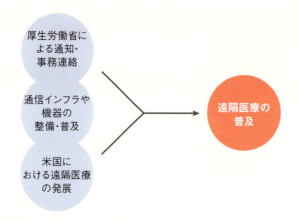

図1　日本における遠隔医療の普及要素

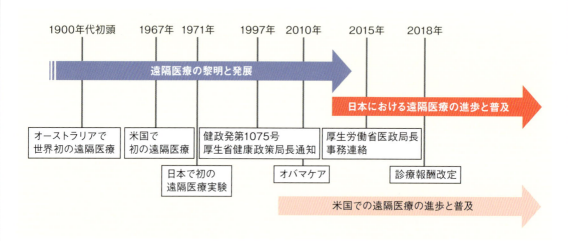

図2　遠隔医療の流れ

うになってきました．今までのように臨床医と専門医をつなぐだけではなく，臨床医と臨床医をつなぎ経験知を共有し合うようなサービスです．ソーシャル・ネットワーキング・サービス（SNS）と区別がつけにくいサービスも増えてきています．

DtoDの今は，専用機器を用いた従来型の遠隔医療（遠隔放射線読影や遠隔病理診断等）と汎用機器を用いた新しいDtoDが混在している状況です．それぞれによい点がありこれからも併存する可能性が高いと思われます．

また，今のDtoDを表すキーワードは「医師を助ける」だと言えます．へき地や離島に勤務する医師だけでなく，相談することが難しい状況にあるすべての医師を他の医師とつなげることで助け，日本の医療を支え発展させるためのものだと思います．

《DtoDの例》
- 日本初の保険診療の適用が認められた医療機器アプリ（アプリケーションソフトウェア）である株式会社アルムの「Join」

- 日本初のITによる全県的な医療連携である「かがわ遠隔医療ネットワークK-MIX」
- 滋賀県で施行されている全県型遠隔病理診断ICTネットワーク事業である「さざなみ病理ネットワーク」
- 日本初のアプリベースのD to D遠隔診療ツールである株式会社エクスメディオの「ヒフミル（現ヒポクラ）」

D to P（Doctor to Patient）

　一般的に遠隔医療と聞いてイメージするのはD to Pの遠隔医療の方だと思います．医師と患者さんが離れたところにいて何らかの伝達手段を用いて診療を行うスタイルです．世界初と言われているオーストラリアの遠隔医療，和歌山県で行われた日本初の遠隔医療の実験はD to Pでした[2]．その後さまざまな実証試験が行われるもなかなか恒常的なサービスにはならず小規模で終わったものが多かったのですが，この状況を変えたのは冒頭に書いた2つの出来事でした．

　大きな特徴としては，D to Pの遠隔医療のプラットフォームを提供する企業が出てきたことがあげられます．今までは遠隔医療で使用する機材を医療機関側，患者さん側両方がほぼ専用といえるような機器を導入する必要がありましたが，スマートフォンやコンピュータが各家庭に普及することで，患者さんも医療機関もほとんど何も用意する必要がなくなり，簡単に遠隔医療に参入することが可能となりました．

　またスマートフォンアプリを介して医師と患者がつながるという点ではアプリによる治療もD to Pの範疇に入ってくるでしょう．日本でも実証実験がはじまっています．

　今のD to Pの遠隔医療を表すキーワードは，「患者さんを助ける」だと思います．通院困難患者の通院回数を一部遠隔医療に置換することで負担を削減する，通院による社会的損出を最小限にする，D to Pはこういった面で発展していくと考えています．

《D to Pの例》
- 日本初のスマートフォンベースの遠隔医療プラットフォームであるMRT株式会社の「ポケットドクター」
- 日本におけるアプリによる治療の先駆けである株式会社キュア・アップの「CureApp」
- D to P遠隔医療のプラットフォームである株式会社メドレーの「CLINICS」
- かかりつけ医機能の強化をめざして開始された福岡市等の「ICTを活用した『かかりつけ医』機能強化事業」

そのほかの遠隔医療

　大学等にある大規模の遠隔医療センターではD to D, D to Pの両方を行っていたり，遠隔医療教育が通信設備を用いて行われていたりすることがあります．また，患者さんと専門医，専門医とさらに経験豊かな専門医とをつなぐような仕組み（Doctor to Doctor to Patient/D to D to P）も存在しています．

　少し違う切り口では，在宅医療の患者さんを中心に，訪問看護師を介して行う遠隔医療（Doctor to Nurse to Patient/D to N to P）がありますが保険診療ではなく，発展途上といえると思います．今後の発展を期待したい遠隔医療です．

例として：
- 和歌山県地域医療支援センター
- 旭川医科大学病院遠隔医療センター

まとめ

　現在も日本ではさまざまな遠隔医療のサービスが生まれてきています．また，D to Pの遠隔医療に関しては平成30年度診療報酬改定である程度診療報酬上の評価の拡充はされそうです（本稿執筆は2018年2月）．しかし，遠隔医療のもう1つの側面であるD to Dに関してはまだまだ医療従事者からの認識も十分ではなく診療報酬も一部のサービスに限られています．

　今後の遠隔医療の方向としては，「医師を助ける」「患者を助ける」この2つを達成するためにそれぞれの遠隔医療サービスは発展していくでしょう．また，遠隔診療と人工知能（AI）とは親和性が高く今後AIを用いた診療支援技術と遠隔医療が組合わされて使用される可能性は高いと思われます．

　本稿では今の日本における遠隔医療を中心に解説しましたが，次回は遠隔医療の今後についてです．次回もぜひお読みください．

文　献

1) 東福寺幾夫：遠隔医療のこれから．日本家政学会誌，62（2）：141-144，2011
2) 開原成允：日本における遠隔医療の実現について．映像情報メディア学会誌，52：1244-1246, 1998
3) 酒巻哲夫：遠隔医療技術活用に関する諸外国とわが国の実態の比較調査研究 総合研究報告書．厚生労働科学研究費補助金地域医療基盤開発推進研究事業．
http://plaza.umin.ac.jp/~tm-research/pdf/info/TRG2011report.pdf
4) 吉田晃敏：ICTを用いた地域医療革命．日本情報経営学会誌，33（3）：4-11，2013
5) 日本遠隔医療学会：図説・日本の遠隔医療2013．2013
http://jtta.umin.jp/pdf/telemedicine/telemedicine_in_japan_20131015-2_jp.pdf
6) 長谷川高志：規制改革推進会議投資等WG資料．2017
http://www8.cao.go.jp/kisei-kaikaku/suishin/meeting/wg/toushi/20170313/170313toushi01.pdf
7) 「遠隔診療実践マニュアル—在宅医療推進のために」（日本遠隔医療学会編集委員会／監），篠原出版新社，2013
8) 「スマホで始まる未来の医療 医療＋ICTの最前線」（東京慈恵会医科大学 先端医療情報技術研究講座），日経BP社，2016

Profile

竹村昌敏（Masatoshi Takemura）
東京医科歯科大学 整形外科／株式会社エクスメディオ
専門：整形外科，遠隔医療
遠隔医療に関してキャッチアップすることは今後の診療において非常に重要になってくると思います．本稿が先生方の診療の一助となれば幸いです．

Common disease 診療のための ガイドライン早わかり

第25回 狭心症・心筋梗塞②

佐々木隆史

シリーズ編集：横林賢一（ほーむけあクリニック，広島大学病院 総合内科・総合診療科）
　　　　　　渡邉隆将（北足立生協診療所）
　　　　　　齋木啓子（ふれあいファミリークリニック）

前回に続いて

本稿は，狭心症・心筋梗塞をテーマにした後編である．日本循環器学会が公表している診療ガイドラインを中心に，前回（2018年2月号）は一次予防と冠攣縮性狭心症を解説した．本稿では，非ST上昇型急性冠症候群，ST上昇型心筋梗塞（STEMI），二次予防についてとりあげる．クラス分類は以下に示す通りである．なお，本稿でとり上げるガイドラインには推奨度（エビデンスレベルA〜C）も記載されているが，誌面の都合上，省略する．

▶ クラス分類 [1, 9, 13]

クラスⅠ	：手技，治療が有効，有用であるというエビデンスがあるか，あるいは見解が広く一致している．
クラスⅡ	：手技，治療の有効性，有用性に関するエビデンスあるいは見解が一致していない場合がある．
クラスⅡa	：エビデンス，見解から有効，有用である可能性が高い．
クラスⅡb	：エビデンス，見解から有効性，有用性がそれほど確立されていない．
クラスⅢ	：手技，治療が有用でなく，ときに有害であるというエビデンスがあるか，あるいは見解が広く一致している．

▶ 非ST上昇型急性冠症候群

はじめに

ここでは，日本循環器学会が公表している「非ST上昇型急性冠症候群の診療に関するガイドライン（2012年改訂版）」[1] を中心に解説する．

急性冠症候群は冠動脈粥腫破綻，血栓形成を基盤として急性心筋虚血を呈する臨床症候群であり，急性心筋梗塞（非ST上昇型とST上昇型），不安定狭心症から心臓急死までを包括する広範な疾患概念である．非ST上昇型急性冠症候群は，不安定狭心症と非ST上昇型心筋梗塞をあわせた疾患概念である[1]．

ST上昇型急性心筋梗塞（STEMI）の場合は90分以内に冠動脈バルーン拡張術につなげることが大切であるが，非ST上昇型急性冠症候群では，個々のリスク評価を行い，急性心筋梗塞への移行防止と心筋虚血の軽減による短期的な予後の改善，PCIの適応を決定することが大切である．PCIはいずれも循環

器医が担当することになるが，総合診療医は初期診療にかかわることが多いので，初期診療に重点を置いてガイドラインを説明する．

また不安定型には当てはまらない安定型狭心症を疑う場合も，冠動脈疾患のリスク因子を考慮し，心臓以外の他疾患が強く疑われなければ，一度は循環器内科にコンサルトすべきである．日本では心臓カテーテル検査がゴールドスタンダードだが，詳細なプラーク観察は困難で，微少血管の機能もみることができないので，最近では解剖学的冠動脈の解剖学的構造は冠動脈CTやMRIで観察し，心機能は運動負荷心電図やシンチグラフィーなどでみることが多い[2]．

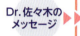

- 心電図に異常がないという理由で，急性冠症候群の可能性を否定することはできない
- 疑う場合は1回の心電図検査だけで判断しない．15～30分程度の間隔で，くり返し記録する

Dr. 佐々木のメッセージ ▶▶▶ 紹介する手間や障壁を乗り越えて，患者さんのためにスムースに循環器医と連携をしていこう

診断のアプローチ

日本のガイドライン[1]では，病歴や身体所見による評価，非観血的検査，観血的検査（冠動脈造影ほか）などについての記載があるが，ここでは，リスクファクターやリスク評価の1つであるTIMIリスクスコア，総合診療医が行う機会の多い検査に関してとり上げる．

▶ リスクファクター

TIMI（thrombolysis in myocardial ischemia）リスクスコアには7個の因子として，①年齢（65歳以上），②3つ以上の冠危険因子（家族歴，高血圧症，糖尿病，喫煙），③既知の冠動脈有意狭窄（＞50％），④心電図における0.5mm以上のST変化，⑤24時間以内に2回以上の狭心症症状の存在，⑥7日間以内のアスピリンの服用，⑦心筋障害マーカーの上昇があげられている．各1点とされ，合計3点以上が中等度リスク，5点以上が高リスクとされる．14日以後の死亡率あるいは非致死性心筋梗塞発症率はTIMIリスクスコアのリスクファクターが増加するにつれ，相乗的に悪化することが報告されている[3]．TIMIリスクスコアは退院後のイベント発生予測のうえでも，有用とされている[3]．

また，心血管症候群を疑わせる症状として，先行する48時間中に急激に進行していることや，安静時胸痛の持続があることは高リスクと位置づけられている．心筋梗塞・末梢神経疾患・脳血管障害・冠動脈バイパスの既往があること，アスピリン服用歴があること，現在は消失している20分以上の安静時胸痛があり冠動脈疾患の可能性が中等度以上あること，夜間狭心症，ニトログリセリン舌下投与により寛解した安静時胸痛の存在は中等度とされる[4]．

▶ 検査

前述のTIMIリスクスコアなどから急性冠症候群を疑っても，心電図も生化学マーカーも正常で，それが4～8時間以上続けば，低リスクとして判断できる．それ以外は中等度以上リスクとして，厳密に治療対象としての評価をすべきである．

❶ 安静時心電図検査

ST変化，T波については，下記を見極めると記載されている[1]．
- ST変化：非貫壁性（心内膜下）虚血の場合はST下降を，貫壁性虚血の場合はST上昇と対側の誘導でST下降（対側性変化：reciprocal change）を認める．
- T波：左右対称性のT波の増高，尖鋭化（hyperacute T wave）は急性心筋梗塞の初期変化でもあり，経時的に心電図をとりながら典型的心筋梗塞の心電図へ変化して行くか否かを観察する．

心電図に異常がないという理由で急性冠症候群の可能性を否定することはできない．ガイドラインでは，初回の心電図で診断できなくても，急性冠症候群が強く疑われる場合は1回の心電図検査だけで判断せず，15〜30分程度の間隔で，時間をおいてくり返し記録し，比較することが勧められている．ST低下が認められる場合，不安定狭心症か，ST上昇型心筋梗塞の可能性があげられ，最終的に両者の鑑別は心筋障害の生化学的マーカーの有無によるとされる．なお，胸痛患者の心電図所見が完全に正常であっても急性冠症候群の可能性を否定できないことにも言及されている．

クラスⅠ
- 胸部症状を訴える場合，他の症状でも急性冠症候群が疑われる場合：直ちに（10分以内に）12誘導心電図を記録する．
- 受診時に症状がなくても病歴から急性冠症候群が疑われる場合：すみやかに12誘導心電図を記録する．
- 初回心電図で診断できない場合でも症状が持続し急性冠症候群が強く疑われる場合：経時的に（15〜30分ごとに）記録する．

クラスⅡa
- 胸部症状を認めるすべての患者で12誘導心電図を記録する．
- 急性冠症候群が疑われる患者に病院収容前に救急車内で12誘導心電図を記録する．
- 12誘導心電図で診断できない場合に急性後壁梗塞を除外するために背側部誘導（V7-9誘導）を記録する．

❷ 血液生化学検査

トロポニンⅠ，トロポニンTは予後を予測させるであると報告されている．救急受診した胸痛患者でST上昇のないCK-MB値が正常な場合に，トロポニンⅠの上昇の程度に応じて早期死亡率が増加したという報告[5]や胸痛＋ST-T変化＋血清CK-MB値上昇の患者において，トロポニンTの上昇が30日予後予測の優れた因子であるという報告[6]がある．

クラスⅠ
- 胸痛または胸部不快感を示す患者の早期リスクの層別化に心筋障害の生化学的マーカーを用いる．
- 急性冠症候群を疑う全患者で，生化学的マーカーであるクレアチニンキナーゼ（CKおよびCK-MB）および心筋特異度が高い心筋トロポニン（トロポニンT，トロポニンⅠ）を測定する．
- 胸痛発症後6時間以内の測定で生化学的マーカーが陰性の場合も，発症6〜12時間後に再度測定する．

❸ 胸部X線検査

総合診療医にとっては，比較的行いやすい検査と思われるが，急性冠症候群の診断では，鑑別診断と重症度評価のうえで重要とされる[1]．

クラスⅠ
- 心臓疾患（うっ血性心不全，心臓弁膜症，虚血性心疾患）および心膜疾患，または大動脈疾患（解離性大動脈瘤）の徴候・症状のある患者で胸部X線検査を行う．

クラスⅡa
- 肺・胸膜疾患および縦隔疾患の徴候・症状のある患者で胸部X線検査を行う．

治療のアプローチ

　治療のゴールは急性心筋梗塞への移行防止と心筋虚血の軽減による短期的な予後の改善，PCIの適応を決定することである．PCIの適応決定には緊急冠動脈造影が勧められるため，総合診療医にとってはややハードルが高いかもしれない．そこで，循環器医との連携が重要となってくる．

　高リスク例に対する治療戦略は，冠動脈造影，血行再建の施行時期によって初期保存的治療戦略と早期侵襲的治療戦略の2通りに大別される．

　ガイドラインでは，冠動脈疾患である疑いが低い患者は，外来での経過観察が妥当としつつも，確定診断が得られるまで反復した診療が行われるべきとしている．リスクが高いと判断された場合は，CCUでの管理が必須とされ，中等度リスクの症例も高リスクに準じた管理が求められる．低リスクの症例は外来管理も可能としている[1]．

▶ 薬物治療

　不安定狭心症の薬物治療は，冠動脈狭窄による心筋虚血への治療（β遮断薬，硝酸薬，カルシウム拮抗薬）と冠動脈血栓への治療（抗血栓薬）に分けられる．クラスⅠ，Ⅱaのものを中心に，筆者の処方例《カッコ内》をあわせて紹介する．

❶ β遮断薬

クラスⅠ
- 使用禁忌のない症例に対して，可及的早期にβ遮断薬の経口投与を開始する．
  《メインテート®錠2.5 mg　1錠1日1回》

❷ 硝酸薬

クラスⅠ
- 狭心症発作時に硝酸薬を舌下または噴霧投与する．《ニトロペン®舌下錠0.3 mg　1錠》またはスプレーの口腔内噴霧《ニトロール®スプレー　1噴霧》
- 硝酸薬の舌下または噴霧でも症状の改善がみられない患者に，硝酸薬を24時間以内で静脈内投与．《ニトロール注®2〜5 mg/時で点滴静注》

❸ カルシウム拮抗薬

クラスⅠ
- 冠攣縮性狭心症の患者にカルシウム拮抗薬を投与する．
  《ヘルベッサー®Rカプセル100 mg　1錠1日2回》

クラスⅡa
- 硝酸薬とβ遮断薬が禁忌，または硝酸薬とβ遮断薬を十分量投与しているにもかかわらず心筋虚血が持続あるいは頻回にくり返す患者に，非ジヒドロピリジン系カルシウム拮抗薬を投与する．《ヘルベッサー®Rカプセル100 mg　1錠1日2回》

❹ 抗血栓薬

1) 抗血小板薬

クラスⅠ
- アスピリン162〜325 mgをすみやかに咀嚼服用させ，その後に81〜162 mgを長期投与する．《バイアスピリン®錠100 mg　2錠1回，その後バイアスピリン®錠100 mg　1錠1日1回》
- アスピリン使用が困難な患者にクロピドグレルを投与する．クロピドグレルが投与できない場合にチクロピジンを投与する．
  《プラビックス®錠75 mg　1錠1日1回　もしくはパナルジン®錠100 mg　1錠1日2回》
- ステント留置が計画されている患者に対し，アスピリンに加えクロピドグレル（300〜600 mg）を投与（ローディング）した後，75 mgを継続する．

2）抗凝固療法

クラスⅠ
- アスピリン投与下でヘパリンを静脈内投与する.《ヘパリンナトリウム注1万単位を5％ブドウ糖に溶解し点滴する.全血活性化部分トロンボプラスチン時間（WBAPTT）が，正常値の2〜3倍になるよう適宜用量をコントロールする》

クラスⅡa
- 心房細動，人工弁，深部静脈血栓症など抗凝固療法の適応があるとき，アスピリン投与下で中等度用量（INR 2.0〜2.5）のワルファリンを投与する.
《ワーファリン錠1 mg　2錠1日1回　INR 2.0〜3.0になるようにコントロールする》

▶ PCI

PCIの適応については，緊急冠動脈造影により冠動脈病変の解剖学的検討を行い，予想される余命，左室機能，他臓器の合併症，灌流域の心筋生存能など，個々の患者の臨床背景を個別に評価する.

総合診療医の視点

急性冠症候群と判断するかどうか，すなわち直ちに循環器内科にコンサルトを行うかが大きなポイントである．以前と比較して心電図変化があれば判断は迷わないが，冠攣縮性狭心症や逆流性食道炎をはじめとする多疾患との鑑別が必要になる．定期通院の患者さんでも，定期受診時に「そういえば，この先日，胸が痛かった」という患者さんと，定期受診外で「昨日，胸が痛かった」と言う患者さんではおのずと事前確率が異なる．また，患者さんの解釈モデルもさることながら，身近に気軽に相談できる循環器医がいるかどうか，または地域にPCIがすぐにできる病院があるかどうかも，循環器内科コンサルトの閾値を変化させることとなる．

日本のガイドライン上では，安定型の労作性狭心症では，「初期積極的内科治療と比較してPCI先行治療は，狭心症改善効果を有するが，生命予後改善効果，心筋梗塞発症予防効果は有さない（レベルA），不安定狭心症発症予防効果を有さない（レベルB）」[7] とあり，海外の最近のガイドラインでも虚血範囲が広くなければ，血行再建術より薬物治療が優れているとされている[2]．

紹介のタイミング（循環器内科）

急性冠症候群を否定できない限り，コンサルトすべきである．

海外のガイドラインから

米国心臓学会は「不安定型狭心症（UAP）および非ST上昇型心筋梗塞（NSTEMI）患者管理に関するACC/AHAガイドライン」について，"病態生理学的な連続性があり，この2つが症状から区別できない場合が多い"として2014年に「非ST上昇型急性冠症候群（NSTE-ACS）の診療ガイドライン」に改訂した．治療に関しては，低リスク患者ではガイドラインに基づく薬物療法により実質的なベネフィットが得られると言及するとともに，多剤併用抗凝固療法の管理方法や，高齢者・女性に対する勧告も充実させている[8]．高齢者に対しては，多疾患併存・腎機能・認知機能などを考慮に入れて患者を中心に据えたゴールの設定をすべき，女性に対しては，非典型的な症状を呈したり胸痛があっても心臓以外の原因が多かったりするが高リスクに対してはインターベンション治療を積極的にすべき，としている[8]．

▶ ST上昇型急性心筋梗塞

はじめに

　ここでは，「ST上昇型急性心筋梗塞の診療に関するガイドライン（2013年改訂版）」[9]を中心に解説する．STEMIの場合，再灌流療法として血栓溶解療法を選択した場合には患者到着後30分以内に血栓溶解薬の投与，PCIを選択した場合にはfirst medical contactから90分以内に初回バルーンを拡張することが目標である．総合診療医としては，ST上昇の心電図を確認したら直ちに次の行動をとらなくてはならず，この点を中心にガイドラインを説明する．初期対応のあとに循環器医が行うPCIや血栓溶解療法の内容については原著ガイドライン[9]を参照いただきたい．

> **Point**
> ▶ 診断後は初期対応として直ちに，アスピリン（バイアスピリン®）1錠100 mgを2錠その場での内服と，胸痛患者には硝酸イソソルビドスプレー（ニトロール® スプレー）を噴霧
> ▶ 採血などの諸検査のために再灌流療法が遅れてはならない

> **Dr. 佐々木のメッセージ**
> 診断後の治療に関しては，総合診療医でも一定の範囲はできることは多いが，引っ張りすぎず，直ちに循環器医につなげる

診断のアプローチ

　診断の目標は来院から心電図を10分以内にとって心筋梗塞の診断をつけることである．診断後は初期対応として直ちに，MONA（塩酸モルヒネ投与，酸素投与，ニトログリセリン投与，アスピリンの咀嚼服用）を考慮し（下記の総合診療医の視点・海外ガイドラインからも参照），心電図モニタリング，静脈ライン確保を行う．

▶ 身体所見

❶ バイタルサイン

　合併症のない場合は正常血圧のことが多い．一方，不安感が強い場合や興奮状態では交感神経活性亢進により，一過性に血圧上昇をきたすことがある．

❷ 聴診

　Ⅲ音と湿性ラ音に注意する．どちらも急性心筋梗塞の重症度評価の1つであるKillip分類の評価に用いられる．Ⅲ音は左室充満圧上昇を伴った重症左室機能不全を反映する所見であり，湿性ラ音は左室コンプライアンスの低下した状態で体液が肺胞や気道に漏出することにより生じる．肺野の聴診では，湿性ラ音の有無と聴取範囲が重要で，Ⅲ音とともにKillip分類においてポンプ失調の重症度を評価する．

▶ 心電図

　胸痛がありST上昇ならSTEMIとして対応するが，心電図による急性心外膜炎やたこつぼ心筋症との鑑別は困難である．ちなみに心外膜炎では下壁誘導から前壁誘導まで広範囲にわたるST上昇が特徴であり，たこつぼ心筋症ではⅡ，Ⅲ，aVFでのreciprocal ST低下が認めない等の特徴がある．

表　発症からの経過時間別にみた各心筋バイオマーカーの診断精度

	＜2時間	2〜4時間	4〜6時間	6〜12時間	12〜24時間	24〜72時間	＞72時間
ミオグロビン*	○	○	○	○	○	△	×
心臓型脂肪酸結合蛋白（H-FABP）*	○	○	○	○	○	△	×
心筋トロポニンI，T*	×	△	◎	◎	◎	◎	◎
高感度心筋トロポニンI，T	◎	◎	◎	◎	◎	◎	◎
CK-MB	×	△	◎	◎	◎	△	×
CK	×	△	○	○	○	△	×

◎：感度，特異度ともに高く診断に有用である．　　○：感度は高いが，特異度に限界がある．　　△：感度，特異度ともに限界がある．
×：診断に有用でない．　　*：全血迅速診断が可能である．

日本循環器学会：循環器病の診断と治療に関するガイドライン（2012年度合同研究班報告）．ST上昇型急性心筋梗塞の診療に関するガイドライン（2013年改訂版）．より転載
〔http://www.j-circ.or.jp/guideline/pdf/JCS2013_kimura_h.pdf（2018年2月閲覧）〕

　　クラスⅠ
- 胸部症状を訴える患者や他の症状でも，急性心筋梗塞が疑われる患者に対する到着後10分以内の12誘導心電図の記録．
- 初回心電図で診断できない場合でも，症状が持続し急性心筋梗塞が強く疑われる患者に対する5〜10分ごとの12誘導心電図の記録．
- 急性下壁梗塞患者に対する12誘導とV4R誘導の心電図記録．

▶ 臨床検査

　感度・特異度とも高い検査として，高感度心筋トロポニンI・Tが2時間以内から，CK-MBは4時間〜24時間で有用とされる．2時間からのH-FABPや4時間〜24時間のCKは，感度は高いが，特異度に限界がある（表）．

　　クラスⅠ
- 患者到着後，すみやかな血液生化学検査の施行．しかしその結果を待つことで再灌流療法が遅れてはならない．
- 骨格筋障害を併せもつSTEMIが疑われる患者での心筋トロポニンの評価．
- 全血迅速判定キットによるベッドサイドでの心筋トロポニンやH-FABP（ヒト心臓由来脂肪酸結合蛋白）の定性的評価．

　　クラスⅡa
- 再灌流療法として血栓溶解療法を選択し，冠動脈造影を受けていない患者において，梗塞責任血管の再灌流の成否を非侵襲的に評価するための経時的な心筋バイオマーカーの測定（表）．

▶ 胸部X線検査

　　クラスⅠ
- 心臓疾患（うっ血性心不全，心臓弁膜症，虚血性心疾患）および心膜疾患，または急性大動脈解離の徴候，症状のある患者で胸部X線検査を行う．

治療のアプローチ

　治療のゴールは安全に専門医につなぐことである．

▶ 初期治療

　前述の通り，総合診療医だけで引っ張りすぎず，循環器医にすみやかに引き継ぐことを念頭におく．主にクラスⅠのものを紹介する．《カッコ内》は筆者の処方例である．

❶ 酸素
クラスⅠ ●肺うっ血や動脈血酸素飽和度低下（94％未満）を認める患者に対する投与．
クラスⅡa ●すべての患者に対する来院後6時間の投与．

❷ 硝酸薬
クラスⅠ ●心筋虚血による胸部症状のある場合に，舌下またはスプレーの口腔内噴霧で，痛みが消失するか血圧低下のため使用できなくなるまで3〜5分ごとの計3回までの投与．
●心筋虚血による胸部症状の寛解，血圧のコントロール，肺うっ血の治療目的としての静脈内投与．

❸ 鎮痛薬
クラスⅠ ●硝酸薬使用後にも胸部症状が持続する場合の塩酸モルヒネ投与．
《モルヒネ塩酸塩水和物注（10 mg/1 mL/A）：5％ブドウ糖液で20 mLに希釈．2〜4 mg静脈内投与，効果が不十分であれば5〜15分ごとに2〜8 mgずつ追加投与》

❹ アスピリン
クラスⅠ ●アスピリン162 mg〜325 mg《バイアスピリン®錠100 mgを2錠　その場で》の咀嚼服用．
アスピリンは単独投与でも死亡率や再梗塞率を減少させることがいくつかの臨床研究から明らかにされており，早期に投与するほど死亡率が低下することが示されている．

❺ チエノピリジン系薬剤（クロピドグレル，パナルジン，エフェイント）
　血栓溶解療法を行う患者や，さらに再灌流療法を予定していない患者にも，アスピリンに加えクロピドグレル75 mg/日の投与は推奨されているが，75歳以上の患者にはクロピドグレル初期負荷投与の適応について明らかでない．
クラスⅠ ●PCIを予定している患者ですでに服用されているチエノピリジン系薬剤の継続投与．
《プラビックス®錠75 mg　1錠1日1回》
●PCIを予定している患者でチエノピリジン系薬剤が投与されていない症例のできるだけ早い段階でクロピドグレルをローディングする．《プラビックス®錠75 mg　4錠1回その場で》
●アスピリンの使用が困難な患者でのチエノピリジン系薬剤の投与．
《プラビックス®錠75 mg　1錠1日1回》

❻ 未分画ヘパリン　《ヘパリンナトリウム注　1万単位　5％ブドウ糖に溶解し点滴》
クラスⅠ ●PCI施行時のACT（活性化全血凝固時間）モニタリング下での使用．
クラスⅡa ●tPA（組織プラスミノーゲン活性化因子），pro-UK（プロウロキナーゼ），mutant tPA（遺伝子組換えtPA）など血栓溶解薬を使用した場合のAPTT（活性化部分トロンボプラスチン時間）モニタリング下での静脈内投与．

▶ 専門医による治療再灌流治療（図）

❶ primary PCI（ステント留置を含む）
　血栓溶解療法に比べて primary PCIは，① 高い再灌流率，② 梗塞後の狭心症などの心事故の減少と予後の改善，③ 早期退院が得られ，④ 心原性ショック患者にも有効，と報告されている．一方で，責任冠動脈の開存率，左室駆出率，心筋残存量，副作用，再梗塞，死亡率などにおいて両者に差がないという報告もある．ガイドラインでは，発症から24時間以上経過しており，血行動態および電気生理的に安定かつ症状が消失している患者についてはprimary PCIの必要性は乏しいとされ，虚血評価も含め，一定の時期を経過したあとの血行再建に関しては待機的PCIの適応に準ずる，としている[9]．

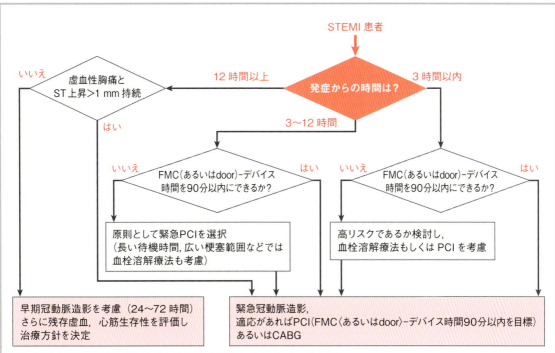

図　緊急PCIが施行可能な施設におけるSTEMIへの対応アルゴリズム
心原性ショック（または進行した左心不全）の場合，発症36時間以内かつショック発現18時間以内はPCI，外科手術を検討する．
FMC：first medical contact.

日本循環器学会：循環器病の診断と治療に関するガイドライン（2012年度合同研究班報告）．ST上昇型急性心筋梗塞の診療に関するガイドライン（2013年改訂版）．より転載
〔http://www.j-circ.or.jp/guideline/pdf/JCS2013_kimura_h.pdf（2018年2月閲覧）〕

❷ 血栓溶解療法の適応

クラスⅠ
- 発症12時間以内で，0.1 mV以上のST上昇が2つ以上の隣接した誘導で認められる75歳未満の患者．
- 発症12時間以内で，新規左脚ブロックが認められる，75歳未満の患者．

クラスⅡa
- 発症12時間以内の純後壁梗塞患者．
- 発症12時間から24時間以内で虚血症状およびST上昇が持続する患者．

総合診療医の視点

　心電図上，心筋梗塞と診断できる場合，総合診療医のすべきことはすみやかにかつ安全に初期対応を行い，循環器医につなぐことである．ゆえに，診療所でも，ニトログリセリンやアスピリンは院内で用意しておくべきである．総合病院の外来では，ST上昇患者に対する一定のルールやパスが存在すると思う．特にモルヒネの使用については，米国や日本の診療ガイドラインにも書かれているが，日本では実際の運用上，保険適応や管理の問題から大病院以外では難しいかもしれない．私が個人的に聞いた範囲ではルーチンでは使っていない，循環器医の指示のもと使うという施設が多かった．また，原著ガイドライン[9]では，周囲に緊急PCIが施行できる施設がない地域におけるSTEMIへの対応アルゴリズムがある．搬送を含めて90分以内にPCIができるかどうかがポイントである．PCIが実施可能な病院への直接搬送

とPCI実施病院到着前の血栓溶解療法とで死亡率に差はないが，PCIが遅れた場合，遅れた時間によっては即時血栓溶解療法がPCIのあらゆる有益性に勝る可能性があると報告されている[10]．しかしながら，日本ではごく一部の地域しか血栓溶解療法を行っている病院はないと聞く．原著ガイドライン[9]でも，遠方の搬送先専門医との血栓溶解療法の実施・相談について書かれており，そのような地域に赴任される（されている）先生方はぜひ一読して，地域基幹病院の循環器医との連携の確認をあらかじめしてほしい．

 紹介のタイミング（循環器内科）

疑ったら，初期治療を行いつつ，循環器内科に直ちにコンサルトする．

 海外のガイドラインから

米国の診療ガイドラインでは，日本と異なり急性期医療機関への地理的アクセスがよくないところも多いので，血栓溶解療法の説明に多くページが割かれている[11]．治療アルゴリズムの第一段階が，90分以内に緊急PCIできる施設につけるかどうかである．

酸素療法については，今回紹介した日本循環器学会のガイドラインでは「すべての患者に対する来院後6時間の投与する（クラスⅡa・レベルC）」とあるが，日本蘇生協議会の「JRC蘇生ガイドライン2015」[12]では「SpO_2 93％以上における酸素投与は差し控えることを提案する（レベルD）」となっている．米国心臓病学会ガイドライン[11]では，「90％の低酸素か心不全，呼吸困難時に，経鼻で2〜4L/分の酸素吸入」を推奨している．

▶心筋梗塞の二次予防

 はじめに

二次予防に関しては，前述の「ST上昇型急性心筋梗塞の診療に関するガイドライン（2013年改訂版）」[9]にも記載がありコンパクトに書かれているが，深く知りたい方については，「心筋梗塞二次予防に関するガイドライン（2011年改訂版）」[13]を参照してほしい．ここでは，「心筋梗塞二次予防に関するガイドライン（2011年改訂版）」[13]，「ST上昇型急性心筋梗塞の診療に関するガイドライン（2013年改訂版）」[9]両者より解説する．

Point
▶ 治療中断を避けること
▶ 生活習慣改善を図ること

Dr.佐々木のメッセージ　▶▶▶　淡々と処方するのではなく，「せっかく助かった命」と患者さんの個別性や健康観を踏まえながらアプローチをする

 治療のアプローチ

治療のゴールは再発を予防することである．

▶ 一般療法

食事や栄養面での血圧・脂質・体重・糖尿病管理，飲酒量の制限や禁煙指導，運動療法などの生活習慣にかかわること，さらにうつ対策や患者教育など，二次予防としてできることは薬物療法だけではない．クラスⅠのものを中心に紹介する．

❶ 血圧管理
クラスⅠ
- 摂取食塩：1日6g未満．
- 毎日30分以上の定期的な中等度の運動が高血圧の治療と予防に有用．
- 血圧：130/80 mmHg 未満を目標に管理．

クラスⅡa
- カリウム，その他ミネラルの適切な摂取．

❷ 脂質管理
クラスⅠとして，摂取量についての記載がある．

脂肪は総エネルギーの25％以下に制限する．飽和脂肪酸は総エネルギーの7％以下に制限する．多価不飽和脂肪酸，特にn-3系多価不飽和脂肪酸（α-リノレン酸，EPA，DHAなど）の摂取量を増やす．コレステロールは1日300 mg以下に制限する（卵一個程度）．

❸ 体重の管理
クラスⅡa
- BMIを18.5〜24.9 kg/m^{2}の範囲に保つ．

❹ 糖尿病管理
「ST上昇型急性心筋梗塞の診療に関するガイドライン（2013年改訂版）」[9] では，下記の記載がある．

クラスⅠ
- STEMI発症直後から厳格な血糖管理を行い，退院するまでに栄養指導を患者と家族に受けさせる．理想体重を達成，維持するために，食事療法と運動療法によるエネルギー摂取と消費のバランスを考慮する．

クラスⅡa
- 糖尿病を合併する患者では，HbA1c値7.0％未満を目標に，体格や身体活動量などを考慮して適切なエネルギー摂取量を決定し管理する．空腹時血糖値126 mg/dL未満かつHbA1c値が6.5％未満でも，経口糖負荷試験により積極的に耐糖能を評価する．

❺ 身体活動および運動療法
クラスⅠ
- 有酸素運動：運動負荷試験に基づき，1回最低30分，週5回以上（できれば毎日），歩行・走行・サイクリングなどを行う．
- 10〜15 RM（10 RMは，10回くり返し続けて運動できる最大の重量）程度のリズミカルな抵抗運動：有酸素運動とほぼ同頻度に行う．
- 日常生活のなかの身体活動（通勤時の歩行，家庭内外の仕事など）を増やす．
- 中等度ないし高リスク患者は施設における運動療法が推奨される．

クラスⅡa
- 軽度リスクの患者および施設における運動療法を終了した患者は，在宅での運動療法が推奨される．

❻ 禁煙指導
クラスⅠ
- 喫煙歴があれば，弊害を説明し，禁煙指導，支援を図る．受動喫煙の弊害も説明し，生活，行動療法も指導する

❼ 陽圧呼吸療法
クラスⅠ
- 重症閉塞型睡眠時無呼吸症候群には持続陽圧呼吸療法（CPAP）が有効である．

❽ 飲酒管理
クラスⅠ
- 多量飲酒を控える．20 g/日以下，日本酒一合．

❾ うつ，不安症，不眠症への対策
クラスⅠ ● 心筋梗塞後の患者のうつ，不安症，不眠症へのカウンセリング，社会・家庭環境などの評価を行う．

❿ 患者教育
　患者自身が生活習慣の修正，服薬方法などの再発予防のための十分な知識を学ぶことや，患者や家族が急性期症状を理解すること，対処法を学ぶことが示されている．家族にBLSやAEDの心肺蘇生訓練プログラムを紹介するなど，具体的に示されている．

▶ 薬物療法

　個々のリスクに応じて，抗血小板薬や抗凝固薬，β遮断薬，硝酸薬，ニコランジル，カルシウム拮抗薬などを使い分ける．また，必要な患者さんについては，脂質代謝異常改善薬，糖尿病治療薬の使用についても合わせて考慮する．ここでは，「ST上昇型急性心筋梗塞の診療に関するガイドライン（2013年改訂版）」[9]の記載を主に解説していく．

❶ 抗血小板，抗凝固薬
クラスⅠ ● 禁忌がない患者に対するアスピリン（81 mg～162 mg/日）の永続的投与．
　　　　　《バイアスピリン®錠100 mg　1錠1日1回》
　● 左室，左房内血栓を有する心筋梗塞，重症心不全，左室瘤，肺動脈血栓塞栓症を合併する患者，人工弁置換術後の患者に対するワルファリンの併用．《ワーファリン錠1 mg　2錠1日1回》
　● 低用量アスピリンとチエノピリジン系抗血小板薬の2剤併用抗血小板療法（DAPT）を，ベアメタルステント留置の場合は少なくとも1カ月間，薬剤溶出ステント留置の場合には少なくとも12カ月間併用し，出血リスクが高くない患者やステント血栓症の高リスク患者に対する可能な限りの併用療法の継続．《バイアスピリン®錠100 mg　1錠1日1回＋プラビックス®錠75 mg　1錠1日1回》

クラスⅡa ● 閉塞性動脈硬化症または脳梗塞を合併する患者に対するアスピリン禁忌の有無にかかわらずクロピドグレルの単独投与．《プラビックス®錠75 mg　1錠1日1回》
　● 症状を伴う閉塞性動脈硬化症を合併する患者に対するアスピリンとシロスタゾールの併用．《バイアスピリン®錠100 mg　1錠1日1回＋プレタール®OD錠100 mg　1錠1日2回》

❷ β遮断薬　《メインテート®2.5 mg　1錠1日1回》
クラスⅠ ● 低リスク（再灌流療法に成功し，左室機能が正常かほぼ正常で，重篤な心室不整脈のない患者）以外で禁忌のない患者に対するβ遮断薬の投与．
　● 中等度ないし高度の左室機能低下のある患者に対する徐々に増量するβ遮断薬の投与．

クラスⅡa ● 低リスクの患者に対するβ遮断薬の投与．

❸ 脂質代謝異常改善薬　LDL-C値は100 mg/dL未満を目標
《アトルバスタチン錠10 mg　1錠1日1回》
クラスⅠ ● 発症早期からの厳格なLDLコレステロール低下療法．
　● LDLコレステロール値にかかわらず，すべての患者に対するスタチンの投与．
　● 脂質異常症を正確に把握するため，入院後24時間以内の採血．
　● よりリスクが高い患者に対するスタチンとEPAの併用．

クラスⅡa ● 高中性脂肪血症，特に低HDLコレステロール血症を伴う患者に対するフィブラート投与の考慮．《ベザフィブラート錠200 mg　1錠1日2回》
　● 喫煙継続，糖尿病，CKD（慢性腎臓病），非心原性脳梗塞，PAD（末梢動脈疾患），メタボ

リックシンドローム，LDLコレステロール以外の主要危険因子を重複して合併している患者に対する，より厳格なLDLコレステロール低下療法．

❹ 糖尿病治療薬

クラスⅠ ● 糖尿病治療に際して高血圧，脂質異常を包括的に改善することをめざす．

クラスⅡa ● 早期から確実にHbA1c 7.0％未満を目標に低下させて維持する．
● 耐糖能障害を有する患者に対しα-グルコシダーゼ阻害薬を投与する．《ボグリボース0.3 mg　1錠毎食直前》
● 心不全を合併しない患者に対しピオグリタゾンを投与する．《アクトス®錠15 mg　1錠1日1回》
● 肥満を合併する糖尿病患者に対しメトホルミンを投与する．《メトグルコ®錠250 mg　1錠1日2回》→「心筋梗塞二次予防に関するガイドライン（2011年改訂版）」[13]では，クラスⅢに分類される．

❺ 硝酸薬

クラスⅠ ● 狭心症発作寛解のために，速効性のニトログリセリンや硝酸薬の舌下投与を行う．《ニトロペン®舌下錠0.3 mg　1錠1回》

クラスⅡa ● うっ血性心不全を合併した広範囲梗塞の患者に対して心不全治療目的で硝酸薬を投与する．
● 心筋虚血が認められる患者に対して，発作予防のために持続性硝酸薬を投与する．《ニトロール®R錠20 mg　1錠1日2回》

❻ ニコランジル

クラスⅠ ● 安定狭心症を伴う陳旧性心筋梗塞患者に対して長期間投与する．《シグマート®錠5 mg　1錠1日3回毎食後》

❼ カルシウム拮抗薬

クラスⅠ ● 冠攣縮性狭心症を合併，あるいは冠攣縮が原因で発症したことが明確な患者に対し，虚血発作予防目的で長時間作用型カルシウム拮抗薬を投与する．《アムロジン®錠5 mg　1錠1日1回》

クラスⅡa ● 他の薬剤にてコントロールが不十分な高血圧あるいは狭心症を合併する患者に対し，長時間作用型ジヒドロピリジン系カルシウム拮抗薬を投与する．《アムロジン®錠5 mg　1錠1日1回》
● β遮断薬が禁忌または忍容性が不良で，左室機能不全やうっ血性心不全あるいは房室ブロックがない患者に，心筋梗塞後の心筋虚血の軽減，または頻脈性心房細動の脈拍コントロール目的で，ベラパミルまたはジルチアゼムを投与する．《ヘルベッサー®Rカプセル100 mg　1錠1日1回》

❽ レニン・アンジオテンシン・アルドステロン系阻害薬

1）ACE阻害薬　《レニベース®錠10 mg　1錠1日1回》

クラスⅠ ● 左室機能低下（左室駆出率40％以下）や心不全を有するリスクの高い患者に対し，発症24時間以内に投与する．左室機能低下患者に対しルーチンに投与する．左室機能低下はないが，高血圧や糖尿病の合併，あるいは心血管事故の発生リスクが中等度から高い患者に対し投与する．

クラスⅡa ● すべての患者に対し発症後24時間以内に投与する．
● 左室機能低下がなく心血管事故の発生リスクの低い患者に対し投与する．

2）アンジオテンシンⅡ受容体拮抗薬（ARB）《ロサルタンカリウム錠25 mg　1錠1日1回》
クラスⅠ　●ACE 阻害薬に不耐例で，左室機能低下（左室駆出率40％以下）か心不全徴候を有する患者に対し，急性期から投与する．

❾ アルドステロン阻害薬　《アルダクトン®A 2.5 mg　1錠1日1回》
クラスⅠ　●すでにACE 阻害薬が投与されており，左室機能が低下した症候性心不全を合併する患者に対して，腎機能障害や高カリウム血症がない場合にアルドステロン阻害薬を投与する．

❿ ワクチン（インフルエンザ，肺炎球菌）
クラスⅡa　●インフルエンザ不活化ワクチンの接種を推奨する．
「ST上昇型急性心筋梗塞の診療に関するガイドライン（2013年改訂版）」[9] には高齢者に対する肺炎球菌ワクチンの接種についても記載されている．

総合診療医の視点

前回（2018年2月号）で解説した，心筋梗塞の一次予防と異なる点は多くない．二次予防においては，一度冠動脈疾患を起こした患者さんが対象となるため，一次予防では胃潰瘍との関連で外れていた抗血小板薬も必須になっている．血圧は130/80 mmHgが目標値であるが，「高血圧治療ガイドライン2014」[14] では，冠動脈疾患患者でも140/90 mmHg 未満を目標値としている．「糖尿病診療ガイドライン2016」[15] では，HbA1cは7％以下が目標であるが，冠動脈疾患の有無よりも患者さんの特徴・健康状態と重症低血糖が危惧される薬剤使用に対して目標値を決めている．

心筋梗塞を起こすと内服量が多くなって戻ってくる患者さんを診察すると思う．定期受診を中断させず，内服を継続してもらうことこそ，第一の二次予防と言える．患者さんの解釈モデルやコンテキストを通し健康観を把握して，ライフスタイルの改善・維持など，できる手段は多い．また，心筋梗塞で入院したときは禁煙していたが，退院して，生活環境がほぼ元通りになると喫煙を再開する患者さんも多い．継続的にみている総合診療医であればこそ，ライフイベント等に絡めながら，禁煙の重要性をくり返し説明して，行動変容を促し禁煙に導きやすい．

紹介のタイミング（循環器内科）

紹介元の循環器医からリスクに応じて次回受診予定を指示されることが多いと思うが，はじめのうちは症状が出なくても年に一度程度，さらに新たな症状が出たとき・アドヒアランスが不良で対応に苦慮するときは，元の循環器主治医の受診を勧める．

海外のガイドラインから

二次予防については日本とほぼ同様だが，米国心臓病学会は，血圧は140/90 mmHg以下と設定している．また糖尿病を合併している患者には，LDL 70 mg/dL以下が望ましいといわれているが，HbA1cの目標はかかりつけ医と相談して決めることをクラスⅠ，HbA1c 7％以下の目標はクラスⅡbと提示して，個別性のケアを重視している印象である[16]．

文献

1) 日本循環器学会：循環器病の診断と治療に関するガイドライン（2011年度合同研究班報告）．非ST上昇型急性冠症候群の診療に関するガイドライン（2012年改訂版）
   http://www.j-circ.or.jp/guideline/pdf/JCS2012_kimura_h.pdf
   ▶ 無料．

2) Hachamovitch R, et al：Comparison of the short-term survival benefit associated with revascularization compared with medical therapy in patients with no prior coronary artery disease undergoing stress myocardial perfusion single photon emission computed tomography. Circulation, 107：2900-2907, 2003
   ▶ 無料．

3) Sabatine MS, et al.：Implications of upstream glycoprotein IIb/IIIa inhibition and coronary artery stenting in the invasive management of unstable angina/non-ST-elevation myocardial infarction: a comparison of the Thrombolysis In Myocardial Infarction (TIMI) IIIB trial and the Treat angina with Aggrastat and determine Cost of Therapy with Invasive or Conservative Strategy (TACTICS)-TIMI 18 trial. Circulation, 109：874-880, 2004
   http://circ.ahajournals.org/content/109/7/874.long
   ▶ 無料．

4) Anderson JL, et al：ACC/AHA 2007 guidelines for the management of patients with unstable angina/non ST-elevation myocardial infarction: a report of the American College of Cardiology/American Heart Association Task Force on Practice Guidelines (Writing Committee to Revise the 2002 Guidelines for the Management of Patients With Unstable Angina/Non ST-Elevation Myocardial Infarction). Circulation, 116：e148-304, 2007
   http://circ.ahajournals.org/content/116/7/e148.long
   ▶ 無料．

5) Antman EM, et al.：Cardiac-specific troponin I levels to predict the risk of mortality in patients with acute coronary syndromes. N Engl J Med, 335：1342-1349, 1996
   http://www.nejm.org/doi/full/10.1056/NEJM199610313351802
   ▶ 無料．

6) Ohman EM, et al. Cardiac troponin T levels for risk stratification in acute myocardial ischemia. N Engl J Med 335: 1333-1341, 1996
   http://www.nejm.org/doi/full/10.1056/NEJM199610313351801
   ▶ 無料．

7) 日本循環器学会：循環器病の診断と治療に関するガイドライン（2010年度合同研究班報告）．安定冠動脈疾患における待機的PCIのガイドライン（2011年改訂版）
   http://www.j-circ.or.jp/guideline/pdf/JCS2011_fujiwara_h.pdf
   ▶ 無料．

8) Amsterdam EA, et al：2014 AHA/ACC Guideline for the Management of Patients with Non-ST-Elevation Acute Coronary Syndromes：a report of the American College of Cardiology/American Heart Association Task Force on Practice Guidelines. 2014
   http://circ.ahajournals.org/content/circulationaha/early/2014/09/22/CIR.0000000000000134.full.pdf
   ▶ 無料．

9) 日本循環器学会：循環器病の診断と治療に関するガイドライン（2012年度合同研究班報告）．ST上昇型急性心筋梗塞の診療に関するガイドライン（2013年改訂版）
   http://www.j-circ.or.jp/guideline/pdf/JCS2013_kimura_h.pdf
   ▶ 無料．

10) American Heart Association 心肺蘇生と救急心血管治療のためのガイドラインアップデート2015ハイライト
    https://eccguidelines.heart.org/wp-content/uploads/2015/10/2015-AHA-Guidelines-Highlights-Japanese.pdf
    ▶ 無料．

11) O'Gara PT, et al：2013 ACCF/AHA guideline for the management of ST-elevation myocardial infarction：a report of the American College of Cardiology Foundation/American Heart Association Task Force on Practice Guidelines. Circulation, 127：e362-425, 2013
    http://circ.ahajournals.org/content/127/4/e362
    ▶ 無料．

12) 「JRC蘇生ガイドライン2015」（日本蘇生協議会／監），医学書院，2016
    ▶ 有料．オンライン版が無料で公開されている（日本蘇生協議会：JRC蘇生ガイドライン2015オンライン版．第5章 急性冠症候群．http://www.japanresuscitationcouncil.org/wp-content/uploads/2016/04/4f63e3aa0fcd083d92435f391d343f16.pdf）

13) 日本循環器学会：循環器病の診断と治療に関するガイドライン（2010年度合同研究班報告）．心筋梗塞二次予防に関するガイドライン（2011年改訂版）
http://www.j-circ.or.jp/guideline/pdf/JCS2011_ogawah_h.pdf
▶ 無料．

14) 「高血圧治療ガイドライン2014」（日本高血圧学会高血圧治療ガイドライン作成委員会／編），日本高血圧学会，2014
▶ 有料．電子版が無料で公開されている（http://www.jpnsh.jp/data/jsh2014/jsh2014v1_1.pdf）．

15) 「糖尿病診療ガイドライン2016」（日本糖尿病学会／編・著），南江堂，2016
▶ 有料．

16) Smith SC Jr, et al：AHA/ACCF Secondary Prevention and Risk Reduction Therapy for Patients with Coronary and other Atherosclerotic Vascular Disease：2011 update：a guideline from the American Heart Association and American College of Cardiology Foundation. Circulation, 124：2458-2473, 2011
http://circ.ahajournals.org/content/circulationaha/early/2011/11/01/CIR.0b013e318235eb4d.full.pdf
▶ 無料．

【謝辞】専門的な視点を含めて多くの助言をいただいた京都民医連中央病院 救急科・循環器科の四方典裕先生をはじめ，ご意見をうかがった総合診療医・循環器医の先生方にはこの場を借りてお礼を申し上げます．

Profile

佐々木隆史（Takafumi Sasaki）
医療生協 こうせい駅前診療所
2003年滋賀医科大学卒業．卒業時は，家庭医療専門プログラムはありませんでしたので，家庭医に憧れつつ循環器内科をSubSpecialityに「カテ医」の修練を積み重ね，今は家庭医・総合診療医として腰を据えています．

Book Information

Common Diseaseの診療ガイドライン

Gノート別冊

総合診療における
診断・治療の要点と現場での実際の考え方

編集／横林賢一, 渡邉隆将, 齋木啓子

- 定価（本体 4,600円＋税）
- B5判　319頁
- ISBN978-4-7581-1809-5

> ガイドラインではどうなっていたっけ？

> 最近のエビデンスはどうなってるんだ？

> で、実際はどうすればいいんだ？

> こっちの疾患はどうなっているんだ？

知りたいことが《《ギュッ》》と1冊にまとまっています

本書のポイント
- 外来でよく出合う33疾患の, 診療ポイントが1冊に
- 国内外の診療ガイドラインをもとに, 診断と治療の指針を概説
- 診療ガイドラインには載っていない, 国内外のエビデンスも充実

電子書籍バージョンもあります！
詳しくは弊社ホームページの本書詳細ページで.

検索　羊土社　ガイドライン

発行　羊土社 YODOSHA
〒101-0052　東京都千代田区神田小川町2-5-1　TEL 03(5282)1211　FAX 03(5282)1212
E-mail：eigyo@yodosha.co.jp
URL：www.yodosha.co.jp/

ご注文は最寄りの書店, または小社営業部まで

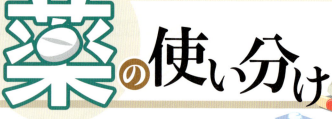

第25回

胃薬を症状から選択していくには？

篠浦　丞

1 はじめに

「胃薬」は総合診療の現場でも処方機会の多い薬剤です．しかし，上部消化管愁訴に対する「胃薬」の使い分けについては，系統的な記述がなかなか見当たらないのが実情です．

本稿では「胃薬」を「GERD（胃食道逆流症）とFD（機能性ディスペプシア）に対して使用する薬剤」と規定し，胃酸分泌抑制薬・消化管運動機能改善薬・粘膜保護薬・漢方薬・抗精神病薬・三環系抗うつ薬を取り上げます．

進め方としては，主な胃薬についておさらいしたうえで，まず具体的な症例問題で「上部消化管愁訴」のマネジメントを，①"redflag"によるリスクヘッジ，②"上部消化管系統的問診法（upper GI review of systems：UGI-ROS）"による症状分析，③使用する「胃薬」決定，の順に解説します．

2 胃薬のおさらい

はじめに本稿のキモを示し，続いて薬剤リストを示します．

▶酸分泌抑制薬の選択
　→ 酸分泌抑制作用の強さと持続時間により優先順位が決まる：第一選択 ボノプラザン，第二選択 プロトンポンプ阻害薬（PPI），第三選択 ヒスタミン受容体拮抗薬（H_2RA）
- ボノプラザン未採用施設かボノプラザン副作用（＋）ならPPI．
- PPIを処方するなら，CYP2C19で代謝されず，また倍量処方認められているラベプラゾール．
- H_2RAは以下で使用．① FD-EPS（心窩部痛症候群），② PPI無効時の眠前投与．

▶FDでの薬剤使い分け：
- EPS：ボノプラザン＝PPI＝H_2RA（優先順位はいずれも同等）
- 食後愁訴症候群（PDS）：① 酸分泌抑制薬 → ② 消化管運動機能改善薬 → ③ アコチアミド・六君子湯 → ④ スルピリド → ⑤ イミプラミン．①～⑤の順に追加
　＊粘膜保護薬は使用してもいいかもしれない．

主な胃薬について，「胃食道逆流症（GERD）診療ガイドライン2015　改訂第2版」[1]，「機能性消化管疾患診療ガイドライン2014―機能性ディスペプシア（FD）」[2]（ともに日本消化器病学会／編）にそれぞれ記載されている推奨度とエビデンスレベルとともに，表に示します．

　また，消化管運動に主に関係する副交感神経系の受容体を，消化管運動機能改善薬の作用機序の観点から図にまとめたものを示します．

3 薬の使い分け

> 症例問題
> ▶1. 2年前から早朝に口中の苦味を感じるようになった57歳男性．3カ月前より就眠前喘鳴を訴え「気管支喘息」と，1カ月前からは嗄声・咽頭痛を，2週間前には耳痛と難聴を訴え「中耳炎」と診断された．何が原因か？
> ▶2. GERDの診断でランソプラゾールを処方されている72歳男性．薬の効果なく胸焼けと逆流で眠れず，夜間複数回の中途覚醒があるという．何が原因か？
> ▶3. 54歳女性．主訴：「3カ月程度持続する上腹部痛」．他院にて血液検査，心電図，各種画像検査での異常所見なし．上部内視鏡では軽度の十二指腸炎のみ．抗ヘリコバクターピロリ抗体検査陰性，既往歴なし．症状では上腹部痛，食後の腹部膨満感，胃もたれ，頻回のげっぷがある．どのように対応するか？

1）上部消化管愁訴への対処法

　胃痛や胸焼けを訴える患者さんを診る際，重要なのは「器質的疾患（redflag）の除外」と「上部消化管愁訴の分析」です．

a）器質的疾患除外のためのredflag

> 上部消化管愁訴の患者さんでは狭心症・心筋梗塞・大動脈解離といった「心血管系」の異常を除外する！

まずは，上記を肝に銘じてください．そのうえで，

- 血性下痢，下血
- 嘔吐
- 発熱
- 貧血
- 体重減少
- 胃がん既往・胃がん家族歴
- 嚥下障害
- 脂肪性下痢※
- 50歳以上の上腹部愁訴
- 夜間の下痢

※脂肪性下痢：便器に油が浮く，便が陶器にくっついて流れにくい，今まで嗅いだことのない臭いがする

ずばりこれらを「すべて」暗記してください[17〜20]．

　暗記できなければメモして，上部消化管愁訴の患者さんには必ず問診してください．上記項目のうちどれか1つでも「yes」なら「気のせい」「精神的な問題」「ストレス」とせず，上部内視鏡検査，造影を含む腹部CT検査を行い，器質的異常を除外してください．

表　本邦で使用される主な胃薬　（次ページへつづく）

	小分類	一般名	商品名	用量用法	特徴・注意点
酸分泌抑制薬	K⁺競合型アシッドブロッカー（PCAB）	ボノプラザン	タケキャブ®	1回10～20 mg 1日1回	酸分泌抑制薬のなかでは最強の酸分泌抑制．立ち上がりは良好で頓用可能．抑制持続時間も安定で長い．注2
	プロトンポンプ阻害薬（PPI）	エソメプラゾール	ネキシウム®	1回10～20 mg 1日1回	胃酸分泌抑制作用は用量依存．プロトンポンプ（PP）を不可逆的に阻害する酸分泌抑制薬．ただし，効果持続時間はPCABより短い．注3
		オメプラゾール	オメプラール®	1回10～20 mg 1日1回	
		ラベプラゾール	パリエット®	1回5～40 mg 1日1回	
		ランソプラゾール	タケプロン®	1回15～30 mg 1日1回 注1	
	ヒスタミン受容体拮抗薬（H₂RA）	シメチジン	タガメット®	1回400 mg 1日2回	H₂受容体は心筋にも分布，本剤で不整脈誘発．
		ラニチジン塩酸塩	ザンタック®	1回300 mg 1日1回または1回150 mg 1日2回	
		ファモチジン	ガスター®	1回40 mg 1日1回または1回20 mg 1日2回	
		ニザチジン	アシノン®	1回300 mg 1日1回または1回150 mg 1日2回	
		ロキサチジン酢酸エステル塩酸塩	アルタット®	1回150 mg 1日1回または1回75 mg 1日2回	
		ラフチジン	プロテカジン®	1回10 mg 1日2回	
消化管運動機能改善薬		トリメブチン	セレキノン®	1回100 mg 1日3回	・トリメブチン　オピオイド受容体作動薬 ・イトプリド　D₂受容体拮抗薬で結果的にAch↑ ・メトクロプラミド，ドンペリドン，モサプリド　5-HT₄受容体作動薬 ・アコチアミド　ムスカリン受容体拮抗薬＋ChE阻害薬
		メトクロプラミド	プリンペラン®	1回5 mg 1日3回	
		ドンペリドン	ナウゼリン®	1回10 mg 1日3回	
		イトプリド	ガナトン®	1回50 mg 1日3回	
		モサプリド	ガスモチン®	1回5 mg 1日3回	
		アコチアミド	アコファイド®	1回100 mg 1日3回	
粘膜保護薬		スクラルファート	アルサルミン®	1回1 g 1日2～4回	粘膜に直接付着し保護作用発揮．H₂RAとの比較で同等の症状改善と潰瘍治癒効果あり．酸で活性化されるため食前投与．H₂RAとPPI併用時は時間ずらして服用．健常者のナプロキセン併用で胃粘膜障害防止作用なし³⁾，PPIと併用有効⁴⁾．
		レバミピド	ムコスタ®	1回100 mg 1日3回	胃粘膜プロスタグランジンE₂増加作用や胃粘膜保護作用により胃粘膜障害を抑制・修復・改善

注1　PPI治療用量
・エソメプラゾール　：剤型10 mg 20 mg 用量 NERD 10 mg 1日1回4週間，十二指腸潰瘍 20 mg 1日1回6週間，他 20 mg 1日1回8週間
・オメプラゾール　　：剤型10 mg 20 mg 用量 NERD 10 mg 1日1回4週間，十二指腸潰瘍 20 mg 1日1回6週間，他 20 mg 1日1回8週間
・ラベプラゾール　　：剤型5 mg 10 mg 用量 NERD 10 mg 1日1回4週間，十二指腸潰瘍 10～20 mg 1日1回6週間，他 10～20 mg 1日1回8週間　GERD効果不十分時1回10～20 mg 1日2回8週間可．ただし1回20 mg 1日2回は重度粘膜障害のみで維持療法は1回10 mg 1日2回
・ランソプラゾール　：剤型15 mg 30 mg 用量 NERD 15 mg 1日1回4週間，十二指腸潰瘍 30 mg 1日1回6週間，他 30 mg 1日1回8週間

注2　プロトンポンプ（H⁺K⁺-ATPase）は不活性型では小胞体としてばらばらに存在しているが，活性化すると変形し互いに結合し，最終的に分泌頂部より続く小管構造を形成し胃酸を分泌放出する．PPIでは強酸環境下ですぐに不活性化するが，ボノプラザンでは酸環境下でも安定しているため次々と作られる活性化PPをブロックできる¹¹⁾．

注3　ラベプラゾールは肝CYP2C19で代謝されない．ほかのPPIは，日本人の80％が迅速代謝型であるCYP2C19で代謝され，血中濃度が十分上昇しない危険あり．

表 (つづき)

		GERD診療ガイドライン			FD診療ガイドライン 注4, 5		
		推奨度	エビデンスレベル注6	特徴	推奨度	エビデンスレベル注6	特徴
酸分泌抑制薬	K+競合型アシッドブロッカー（PCAB）	推奨	A	—	推奨	A	—
	プロトンポンプ阻害薬（PPI）	推奨	A	初期治療で他剤（ボノプラザンは除く）と比し優れた症状改善効果，粘膜障害修復効果あり．第一選択薬．常用量で効果不十分時には1日2回投与，倍量投与を推奨．維持療法にもPPI推奨．	推奨	A	RCTを対象としたメタアナリシスではPPIのプラセボへの優位性があり，RomeⅡでの潰瘍型には有効．ただし運動不全型には効果なし[5]．
	ヒスタミン受容体拮抗薬（H2RA）	提案	C	常用量PPI無効時・効果不十分時の眠前H2RA上乗せ効果はあり．	推奨	A	潰瘍型FDの有効性はH2RA＝22%，PPI＝14%と有意差なし．FD-EPSではH2RA使用しうる余地あり[6]．H2RAはプラセボと比較して腹痛のエピソード回数程度の軽減に有効[7]．
消化管運動機能改善薬		提案	C	単独での有用性示すエビデンスなし．モサプリドと六君子湯については，PPIとの併用による「上乗せ効果」のみあり．	推奨	A	・イトプリド　RCTが行われているが有効性ありとなしの報告混在．・モサプリド　有効性ありとなしの報告混在．・アコチアミド　FD-PDSで有意に有効. 注7
粘膜保護薬	スクラルファート	—	—	—	—	—	潰瘍に伴う腹痛緩和には有効であり，FD-EPSには有効かもしれない．
	レバミピド	—	—	—	—	B	コクランのメタアナリシスでは効果なし[8]．日米の対照二重盲検試験で効果なし[9]．ただしTalleyの研究（米）[10]では必要予定症例数前に終了．効果を示す研究はないが使用を勧めないデータもない．

注4　FDの治療は上腹部痛型（EPS），食後愁訴型（PDS）といった病型に応じて行うこと．
注5　無効時の薬剤変更は4週間ごとに行うこと[12, 13]．
注6　エビデンスレベルはA（質が高い）・B（中程度）・C（低い）・D（非常に低い）の4段階で示される．
注7　アコチアミドは，本邦でのMulti-center, randomized, placebo-controlled studyにおいて892人の食後膨満感が主要症状であるFD患者（59%が女性，平均年齢37歳）で，4週間後の症状改善vs無効＝52% vs 35%（p＜0.001）と有意差（＋），深刻な副作用（－）．特に食後不快感膨満感・早期膨満感に有効[14]．下部食道括約筋や胃酸逆流への影響なし[15]．

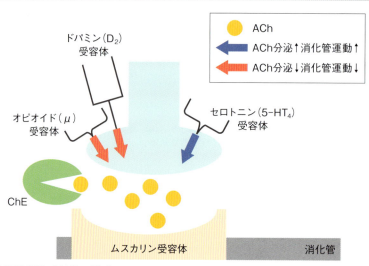

図　消化管運動機能改善薬の機序について

消化管運動には，副交感神経系が主に関係している．副交感神経系では，節後線維終末から消化管に存在するムスカリン受容体に向けてアセチルコリン（ACh）を放出することで命令を伝達する．AChはシナプス間隙に存在するかぎり受容体に作用するが，これを失活させるのがコリンエステラーゼ（ChE）である．AChの活性を高める調節因子は複数あり，そのスイッチにあたるのがドパミン（D_2）受容体，セロトニン（5-HT）受容体，オピオイド受容体である．
例えば$5-HT_4$受容体は副交感神経節後線維に存在し，ここにセロトニンが結合するとAChの放出が促進され，消化管運動が亢進する．
消化管運動機能改善薬はこれら受容体に作用したり，ChEを阻害することで，AChの作用を調節している．
薬理作用の一部のみを記載したものもある．ここでは中枢神経系への作用は省略した．
（文献16より引用）

b）上部消化管愁訴の分析：UGI-ROS

前述の通り器質的疾患が否定できたら，次は「上部消化管愁訴の分析」を行います．

- 嚥下障害
- げっぷ
- 食後膨満感
- 嚥下時痛
- 上腹部痛
- 悪心
- 胸焼け
- 胃もたれ
- 嘔吐
- 早期膨満感

上記のUGI-ROSを暗記し，上腹部愁訴で受診した患者さんにはこれら項目の有無をすべて聞いてください[21]．以下はその解釈です．

① **嚥下障害**：明らかに食道疾患を示唆します．高頻度にみられる疾患はGERDと好酸球性食道炎です[22]．嚥下障害はさらに以下のように細分類できます．

- 固形物のみの嚥下障害：器質的閉塞の可能性が高いです

  進行性 → 胃がん，胸焼け陽性時は潰瘍性狭窄

  間欠的 → 食道輪（慢性逆流により接合部に生じる輪状狭窄）

- 固形，液体問わない嚥下障害：機能的異常や，神経筋の異常の可能性が高いです

  進行性 → アカラシア，胸焼け陽性時はCREST（CRST）症候群

  間欠的 → 胸痛を伴うときはびまん性食道痙攣（diffuse esophageal spasm）

② 嚥下時痛：食道症状です．
③ 胸焼け：逆流感とともに食道症状の場合が多いようです．

上記①〜③において注意すべきは「胃病変の結果，食道に影響がある」可能性があることで，以下の「胃」症状の有無を確認します．

④ 早期膨満感：空腹は感じるが数口ですぐ満腹になってしまうことをさします．食物が胃に入ってきたときに胃で最初に起こるのが胃底部弛緩です．この胃底部弛緩の異常と早期膨満感は相関があると言われます[23]．

⑤ げっぷ・上腹部痛：知覚過敏，知覚異常を示唆します．もちろん，潰瘍などの器質的異常で上腹部痛は生じますが，ここでは知覚過敏について説明します．知覚過敏は，バロスタット法による胃伸展，胃への高温負荷，十二指腸への酸注入や脂肪注入などで判定でき[24]，FD患者の多くはコントロール群と比較して知覚閾値が低く知覚過敏状態[25]にあると言われます．

⑥ 胃もたれ・食後膨満感・悪心：胃の排泄遅延を示唆します．この異常に関与するホルモンの1つにコレシストキニン（CCK）があります．十二指腸I細胞由来のCCKは食事摂取により分泌されるホルモンですが，CCKには食欲抑制作用（満腹感の創出）と，前庭部と胃底部弛緩，さらに幽門輪収縮による胃排泄能抑制作用があるとされ[26]，CCK分泌を促す食前酒や前菜は胃底部受容能を高め極端な空腹感を抑制する，理にかなったものである可能性があります．

⑦ 嘔吐：悪性腫瘍による器質的狭窄や閉塞の鑑別は最低限必要です．

以上よりGERDをはじめとする食道疾患では，胸焼けのほか，嚥下障害，嚥下時痛などの食道症状がある場合に疑い，FDは早期膨満感（胃底部弛緩異常），上腹部痛・げっぷ頻回（知覚過敏），悪心・胃もたれ・食後膨満感（胃排泄能異常）がある場合に疑うことがわかります．

あとはGERDでは非典型症状と治療抵抗例について，FDでは下位分類について知り，個々の対応薬剤を学べば十分対応できます．

改訂版F scale問診票の活用

改訂版F scale問診票を用いると，overlapの多いGERDとFDのうちの優勢症状とそれに応じた薬剤選択がより容易に可能となります[27]．ぜひ患者さんに待ち時間を利用して記入してもらい，活用してください．

2）GERDの場合 〜胃酸分泌抑制薬を中心に

a）病態の定義と分類

GERDは「胃内容物が食道内に逆流し長時間停留することによる，不快な症状や食道潰瘍などの合併症が発症する病態」を指します．

胃食道逆流症はさらに以下のように分類されます[28].

- 逆流性食道炎（びらん性GERD）：粘膜障害を伴う胃食道逆流症です．本邦ではその80〜90％は軽症例です．
- NERD（non-erosive reflux disease，非びらん性GERD）：粘膜障害はないが，酸逆流に伴い症状が出現するものです．本邦ではGERDの60〜70％を占めると言われます．
- reflux hypersensitivity：非酸逆流で症状が出現する場合を言います．
- functional heartburn：逆流は存在しないが胸焼けを訴える場合を言います．

現在，GERD治療の一般的な第一選択はプロトンポンプ阻害薬（PPI）ですが，これでも症状が改善しない難治症例が全体の30％程度存在し，特にNERD，reflux hypersensitivityやfunctional heartburnが多く含まれると言われます．

b）GERDの非典型症状

GERDの代表的症状は「胸焼け」と「逆流感」の2つですが，それ以外の非典型症状にも注意が必要です．各診療科でよく聞く下記の症状を訴えた際にも，GERDの可能性が考えられます．

- 主に消化器科 → 胸焼け・呑酸
- 主に呼吸器科 → 閉塞性睡眠時無呼吸症候群・しつこい咳・喀痰・肺炎・肺線維症・気管支拡張症
- 主に循環器科 → 狭心症様症状・胸痛・灼熱感
- 主に耳鼻咽喉科 → 中耳炎・副鼻腔炎・咽頭炎・咽喉頭異常感・喉の違和感つかえ感・嗄声
- 主に神経内科・老年内科 → 嚥下困難・食欲不振・不眠
- 主に整形外科 → 胸痛・背部痛（円背・亀背）
- 主に精神科 → 不眠・不安・うつ
- 主に歯科口腔外科 → 味覚異常・dental erosion（酸蝕症）

C）治療

- 第一選択：ボノプラザン

〈処方例〉

◆ ボノプラザン（タケキャブ®）1回20 mg　1日1回 食後×8週間

10 mgへ減量し症状が再燃したら再発性，難治性と判断し再度20 mgへ増量します．

- 第二選択：PPI

ボノプラザンが副作用などで使用できないときは，PPIを処方します．
ここではラベプラゾールを提示しましたが，皆さんの施設で使用できるPPIで構いません．

〈処方例〉

ラベプラゾール（パリエット®）
◆ 1回10 mg　1日1回×4週間（NERD）
◆ 1回20 mg　1日1回×8週間（GERD）

効果不十分で1回10〜20 mg（20 mg重症粘膜障害時）1日2回へ増量．
※ 十二指腸潰瘍では6週間，胃潰瘍では8週間処方

通常量のPPIで無効，あるいは効果不十分のときは下記のように増量・追加を検討します．

① PPI倍量投与（ラベプラゾールの場合）

② 眠前H₂RAの追加

③ 六君子湯の追加

④ モサプリド（消化管運動機能改善薬）の追加

▶ 症例1，2の解答

症例1は，すべてGERD症状（典型症状と非典型症状）で説明がつくことがわかります．この患者さんはラベプラゾール1回20 mg 1日1回で症状のコントロールがつきました．

症例2はPPI無効時の対応に関する問題です．PPIが無効の場合，以下を考えます[29]．

① PPIの血中濃度が低い：例えば糖尿病，便秘症の方で，本来小腸まで行き吸収されるべきPPIが胃内で停留・活性化してしまい吸収されない場合です．この場合，運動改善薬の追加投与を行います．

② 早期代謝：ラベプラゾール以外のPPIはCYP2C19で分解されますが，特に迅速分解酵素活性がある人（日本人の80％）は血中濃度上昇が不十分になります．このときは，ラベプラゾールの使用（非酵素的代謝）とします．

③ H^+濃度が低い：PPI活性化に壁細胞分泌細管における高濃度H^+の存在が必要となりますが，食事などの胃内容物によりH^+が不十分の場合です．この場合，PPIを食前投与へ変更します．

④ 効果発現まで時間がかかる（1週間程度）：我慢して待つしかありません．一方で，ボノプラザンは立ち上がりも早いので頓服でも有効です．

⑤ nocturnal acid breakthrough（NAB）：PPI使用中の夜間酸分泌亢進をさし，PPI服用例の8～9割にみられます（1日1回服用時）．この場合，ボノプラザンへの変更，PPI二分割投与，夜間H₂RA付加を検討します．

症例2の方の場合，眠前にシメチジンを追加することで症状は改善しました．

3）FDの場合

a）病態の定義

「症状の原因となる器質的，全身性，代謝性疾患がないにもかかわらず慢性的な心窩部痛や胃もたれなどの心窩部を中心とする腹部症状を呈する」症候群を言います．

2016年5月改訂のRome IV[30]によれば，

① bothersome dyspepsia（つらいと感じる）食後のもたれ感

② bothersome early satiety（つらいと感じる）早期膨満感

③ bothersome epigastric pain（つらいと感じる）心窩部痛

④ bothersome epigastric burning（つらいと感じる）心窩部灼熱感

上記症状のうちいずれかが「器質的疾患がないにもかかわらず3カ月以上持続し，初発症状が6カ月以上前にさかのぼる場合，FDと診断する」と定義され，①②の症状を有するものが食後愁訴症候群（PDS），③④の症状を有するものが心窩部痛症候群（EPS）と下位分類されます[31]．

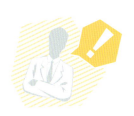

FDの有病率は健診受診者の11〜17％，上腹部愁訴のある患者さんの45〜60％とされます[2]．本邦のように医療機関へのアクセスがいい場合，必ずしもRome IVの「期間のしばり」に拘泥する必要はないでしょう[32]．FDとGERDとのoverlap患者さんが多いこと，さらにPDSとEPS両方の症状を有する患者さんが多いこと，にも注意が必要です．

b）治療

診療ガイドライン上推奨される治療薬は，ピロリ菌陽性の際の除菌療法，酸分泌抑制薬，消化管運動機能改善薬，漢方薬，抗うつ薬と抗不安薬です．このうち胃酸分泌抑制薬（主にEPSに対して）と消化管運動機能改善薬（主にPDSに対して）が一次選択薬，漢方薬・抗不安薬・抗うつ薬が二次選択薬とされますが，米加消化器病学会のFD治療に対するガイドライン (2017)[33] では胃酸分泌抑制薬の次に三環系抗うつ薬が位置づけられ，運動機能改善薬はその次となっています．

なお，文献上，漢方薬で有効性が示されているのはPDSに対する六君子湯，またメタアナリシスで抗不安薬・抗うつ薬のうち有効なのはlevosulpiride（国内未承認）とイミプラミン（三環系抗うつ薬）のみ[34]でした．

〈処方例〉

- ◆ 六君子湯　1回2.5 g　1日3回2〜4週間
- ◆ スルピリド（ドグマチール®）　1回 100 mg　1日3回毎食後2〜4週間
- ◆ イミプラミン（トフラニール®）　1回 30 mg　1日1回2〜4週間

▶ 症例3の解答

まずredflagを否定します．血性下痢，貧血，嚥下障害，夜間の下痢，嘔吐，体重減少，脂肪性下痢，胃がんの既往や家族歴はいずれもありませんでした．

UGI-ROSでは，胸焼け（および逆流感），上腹部痛，食後膨満感，胃もたれと頻回のげっぷが該当しました．改訂版F scaleではFD優位の12点でした．以上よりGERDとPDS-EPSのoverlapと診断しました．

ボノプラザンとアコチアミドを処方し，4週間経過を観察し，軽いながらも症状が持続していたため，スルピリドを追加したところ，症状は軽快しました．

4 副作用のなかでも，特にここに注意！

胃薬のなかでも特に使用頻度が高いPPIについて，注意すべき副作用について述べます．現在，PPIと以下の病態が関係している可能性が指摘されています[35]．

- *C.difficile*感染症
- Microscopic colitis/ Collagenous colitis（慢性下痢の原因）
- 低マグネシウム血症
- 低ビタミンB_{12}血症
- 慢性腎障害
- 急性間質性腎炎

なお，急性冠動脈症候群・認知症・肺炎との有意な関連は明確ではありませんが，議論の対象となっており，臨床研究も複数存在します．

ボノプラザンについてはいまだ発売後，日が浅いこともあり，副作用に関する報告や臨床研究はほとんどありませんが，PPIよりもより強力かつ安定的な酸分泌抑制薬であり，今後の動向については注意が必要です．

5 患者さんへの説明のコツ

胃酸分泌抑制薬については，PPIとボノプラザンで以下のように患者さんへの説明をしています．PPIでは「この薬は強力に酸を抑えますが，効果が出るまでに1週間程度かかることがありますのでご辛抱ください．1週間以上たっても胸焼けや逆流感がよくならなければ寝る前のお薬（H$_2$RA）を追加しますので遠慮なくご連絡ください」，ボノプラザンでは「この薬は酸を抑える働きが非常に強いですが，効果が出るまでの時間も早いので症状が出たときに頓服してもいいですよ」とお話しています．

さいごに～読者へのアドバイス

症状に基づいてマネジメントが決定される部分が大きいGERDやFDでは特にそうですが，症状に隠れた悪性腫瘍などの致命的疾患の確実な除外と，問診ではUGI-ROSに従い，患者さんの訴えのみでなく漏れなくすべての症状をチェックすることが重要です．①"redflag"によるリスクヘッジ，②"upper GI review of systems（上部消化管系統的問診法UGI-ROS）"による症状分析を行ったうえで，診断，治療を行っていくというプロセスをぜひ覚えておいてください．

以上，「胃薬」の使用法について，上部消化管愁訴への対処法のなかで述べてきました．皆さまの日常診療の一助になれば幸いです．

文献

1) 「胃食道逆流症（GERD）診療ガイドライン2015（改訂第2版）」（日本消化器病学会／編），南江堂，2015
2) 「機能性消化管疾患診療ガイドライン2014―機能性ディスペプシア（FD）」（日本消化器病学会／編），南江堂，2014
3) Mbarki M, et al：Rebamipide and Pantoprazole Combination in NSAIDs-Gastropathy Treatment. Journal of Pharmacy and Pharmacology, 5：153-157, 2017
4) Gagliano-Jucá T, et al：Rebamipide does not protect against naproxen-induced gastric damage: a randomized double-blind controlled trial. BMC Gastroenterol, 16：58, 2016
5) Wang WH, et al：Effects of proton-pump inhibitors on functional dyspepsia：a meta-analysis of randomized placebo-controlled trials. Clin Gastroenterol Hepatol, 5：178-85; quiz 140, 2007
6) Blum AL, et al：Short course acid suppressive treatment for patients with functional dyspepsia：results depend on Helicobacter pylori status. The Frosch Study Group. Gut, 47：473-480, 2000
7) Talley NJ, et al：Randomized, double-blind, placebo-controlled crossover trial of cimetidine and pirenzepine in nonulcer dyspepsia. Gastroenterology, 91：149-156, 1986
8) Moayyedi P, et al：Pharmacological interventions for non-ulcer dyspepsia. Cochrane Database Syst Rev,（4）：CD001960, 2006
9) Miwa H, et al：Effect of a gastro-protective agent, rebamipide, on symptom improvement in patients with functional dyspepsia：a double-blind placebo-controlled study in Japan. J Gastroenterol Hepatol, 21：1826-1831, 2006

10) Talley NJ, et al：Double-blind placebo-controlled multicentre studies of rebamipide, a gastroprotective drug, in the treatment of functional dyspepsia with or without Helicobacter pylori infection. Aliment Pharmacol Ther, 15：1603-1611, 2001
11) Schubert M & Kaunitz J：Chapter 50, Gastric Secretion.「Sleisenger and Fordtran's Gastrointestinal and Liver Disease：Pathophysiology, Diagnosis, Management, 10th Edition. Vol 1」(Feldman M, et al), Elsevier Health Sciences, 2016
12) Talley NJ & Vakil N：Guidelines for the management of dyspepsia. Am J Gastroenterol, 100：2324-2337, 2005
13) Talley NJ, et al：Management guidelines for uninvestigated and functional dyspepsia in the Asia-Pacific region：First Asian Pacific Working Party on Functional Dyspepsia. J Gastroenterol Hepatol, 13：335-353, 1998
14) Matsueda K, et al：A placebo-controlled trial of acotiamide for meal-related symptoms of functional dyspepsia. Gut, 61：821-828, 2012
15) Ishimura N, et al：Effects of acotiamide on esophageal motor function and gastroesophageal reflux in healthy volunteers. BMC Gastroenterol, 15：117, 2015
16) 篠浦 丞：2．上部消化管愁訴―愁訴の組み合わせから疾患・病態を鑑別する．Hospitalist, 2：623-638, 2014
17) Zagari RM, et al：Investigating dyspepsia. BMJ, 337：a1400, 2008
18) Cooke PA, et al：Dyspepsia. BMJ, 343：d6234, 2011
19) NICE：Gastro-oesophageal reflux disease and dyspepsia in adults：investigation and management. CG184. 2014
20) NICE：Suspected cancer: recognition and referral. NICE clinical guideline NG12. 2015
21) Wilkins T, et al：Diagnosis and Management of Upper Gastrointestinal Bleeding. Am Fam Physician, 85：469-476, 2012
22) Kidambi T, et al：Temporal trends in the relative prevalence of dysphagia etiologies from 1999-2009. World J Gastroenterol, 18：4335-4341, 2012
23) Kusunoki H, et al：Therapeutic efficacy of acotiamide in patients with functional dyspepsia based on enhanced postprandial gastric accommodation and emptying：randomized controlled study evaluation by real-time ultrasonography. Neurogastroenterol Motil, 24：540-5, e250-1, 2012
24) 栗林志行，他：消化管機能検査からみた機能性消化管障害へのアプローチ．日本消化器病学会雑誌，113：1692-1703, 2016
25) Bouin M, et al：Pain hypersensitivity in patients with functional gastrointestinal disorders：a gastrointestinal-specific defect or a general systemic condition? Dig Dis Sci, 46：2542-2548, 2001
26) 屋嘉比康治，他：摂食調節消化管ホルモンと機能性ディスペプシア．日本消化器病学会雑誌，113：1672-1681, 2016
27) 草野元康，他：GERDに対する新しい問診票 FSSG (Frequency Scale for the Symptoms of GERD 通称：Fスケール) の開発と評価．臨牀と研究，82：379-382, 2005
28) 木下芳一，他：GERDの研究と診療における今後の展開．日本消化器病学会雑誌，114：1765-1773, 2017
29) 足立経一：プロトンポンプ阻害薬抵抗性の逆流性食道炎への対応．日本消化器病学会雑誌，103：1233-1237, 2006
30) Rome IV-Functional GI Disorders：Disorders of Gut-Brain Interaction. gastroenterology, 150：1257-1492, 2016
31) 大島忠之，三輪洋人：機能性消化管障害と酸分泌．日本消化器病学会雑誌，113：1682-1691, 2016
32) 二神生爾，他：機能性ディスペプシア―病態の新たな展開―．日本消化器病学会雑誌，113：927-935, 2016
33) Moayyedi PM, et al：ACG and CAG Clinical Guideline：Management of Dyspepsia. Am J Gastroenterol, 112：988-1013, 2017
34) Haag S：Diagnostic and treatment approaches associated with functional gastroduodenal disorders.「Functional Gastrointestinal Disorders：A biopsychosocial approach」(Knowles SR, et al/eds), Routledge, 2017
35) Johnson DA & Oldfield EC 4th：Reported side effects and complications of long-term proton pump inhibitor use：dissecting the evidence. Clin Gastroenterol Hepatol, 11：458-64；quiz e37-8, 2013

Profile

篠浦　丞（Susumu Shinoura）
沖縄県立中部病院 消化器内科
2018年4月より国際医療福祉大学 赤坂医療福祉マネジメント学部 教授
興味ある分野：臨床医学（内科・消化器内科），医療マネジメント（特にHuman Resource Management）
離島やへき地の医療機関での医療スタッフの幸福のためには，どのような施策が有効なのか，という点が現在最も興味のあるところです．

「伝える力」で変化を起こす！ヘルスコミュニケーション
医師 × 医療ジャーナリストが考える臨床でのコツ

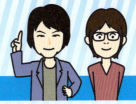

この連載では
臨床の現場でぶつかるさまざまな壁．「患者さんに説明したはずなのに覚えてくれていない…」「『わかりました』と言ってくれたのに協力してもらえない」などの医師−患者関係にかかわるものから，地域住民向けの健康講演会まで．実はこうした日々の問題は，「伝え方」にほんのちょっと気をつけるだけで解決する場合があるのです．臨床現場で日々課題に向き合う医師と，コミュニケーションの最前線で働くジャーナリストが，現場で役立つ「ヘルスコミュニケーション」について考えます．

第4回 患者さんが指導を聞いてくれない，どうする？

市川 衛，柴田綾子

【ある金曜日の午後・・・】

（柴田）う〜ん，なんでわかってくれないんだろう〜！！

（市川）どうしました？ 眉間にシワが寄っていますよ．

なんですか，ジロジロ見ないでください！！
……．いや，今担当している妊婦さんの体重管理がうまくいっていなくて，低カロリーで栄養バランスのよい食事をオススメしようと思っているんですが，全然興味がないみたいで聞いてくれないんです…．

なるほど．メディアの世界でもよくあります．地味だけれど大切なことを，できるだけわかりやすくお伝えしているつもりなのに，なかなか見てもらえない．

そうなんですよ！！ 何か，うまくいくためのポイントはないでしょうか？

そうですね．食事療法の推奨を考える場合，いわゆる行動変容のアプローチ[※1]がありますよね．でもそこまでしなくても，ちょっと「伝え方」を変えるだけでも違いが生まれるかもしれません．例えば今回のケースでいえば，体によいから食べようとは『言わない』というのはどうでしょうか．

え？ 一体どういうことですか？

※1 行動変容のアプローチ：「無関心期」「関心期」などの対象者のステージに合わせて行動変容をめざしたアプローチを行う方法

「体によいから食べましょう」と言われた場合，受け手側からみると『嫌なことを命令されている』という気持ちになり，反発や拒絶の態度につながることがあります．そうではなく，「新鮮でおいしい」とか，「オシャレな料理のトッピングになる」と伝えられた方が，試してみようという気持ちになりませんか？ 実は，そんなアプローチで成果を挙げた研究があるんです．

ちょっと深掘り！ ミニ知識

■ 説明内容を魅力的にすると選択する人が増える

2017年に，スタンフォード大学の研究チームが出した研究[1]です．大学のカフェテリアに並ぶ野菜メニューにつける説明と，消費量との関係を調べました．研究チームは，全く同じ野菜メニューにつけるラベルの説明だけを，次の4パターンの方針に従って変えてみました．
① 美味しそうな内容（indulgent）
② 標準的な内容（basic）
③ 体に悪いものがないことを強調した内容（healthy restrictive）
④ 体によいものがあることを強調した内容（healthy positive）
具体的には次のような説明です．

◆ ビーツ（赤いカブのような外見をした野菜）のサラダの説明として…
　① 刺激的な唐辛子とピリッとライムを効かせたビーツ
　② ビーツ
　③ 砂糖無添加　カロリーが気になる人向けビーツ
　④ 抗酸化物質たっぷりビーツ

◆ さやいんげんのサラダの説明として…
　① 甘さしたたる さやいんげんとサクサクのエシャロット
　② さやいんげん
　③ 低糖質さやいんげんとエシャロット
　④ 健康エネルギー増強さやいんげんとエシャロット
　※エシャロット：香味野菜の一種

研究の期間中に，カフェテリアを訪れたのは27,933人．そのうち，8,279人が野菜メニューを選びました．野菜をとった人数，野菜が消費された量ともに①のバージョン，すなわち「美味しそうな内容」のラベルをつけた場合が一番多くなりました．例えば③「体に悪いものがないことを強調」したバージョンに比べて，①のラベルがついていたときは，選ぶ人の数が41％多くなり，消費量は33％増えました．

ふーん，，，それにしても，本来は「体によい」ものを勧めたいのに，それをストレートに伝えない方が選ばれる，というのは意外ですね．

そうですね．私もテレビ番組で野菜メニューなどを紹介する際には，いわゆる『シズル感』[※2]が出るように，料理に当てる照明や，おいしそうに聞こえるメニュー名などを工夫します．「体

※2　シズル感：英語の擬音語で，肉を焼くときのジュージューいう音のことをシズル（sizzle）と言うが，そこから転じてテレビや広告の世界では「訴求力が高い」「魅力的に見える」というような意味で使われている．

によい」とか「ダイエットの手助けになる」というのは，補足情報としてお伝えする感じですね．その方が多くの方に見てもらえる傾向があるようです．
　もちろん本当に伝えたいメッセージは「体によいので食べましょう」ということなのですが，それがどうすれば受け手側に届きやすいのか計算するのが大事なのかもしれません．

なるほど．指導のときにも，「体によいから」とか「体重をコントロールしなければならないから」という『やらされ感』につながる言い方ではなく，「こっちの方がおいしい」とか，「肌によい」みたいな言い方をした方がワクワクできそうな気がしますね．

まさに，そうですね！ 行動経済学や行動科学の知見によれば，人は何かを選択する際に常に合理的な思考に基づいているわけではなく，例えば「長期的には悪い影響があることはわかっていても，一見ラクそうに見えるものを選びたくなる」というような「思考のクセ」があることがわかってきています．
　そこで今，そうしたクセをうまく利用して，より役に立つ行動を（無意識に）選択するよう働きかける「ナッジ」という考え方が注目を集めています．

ちょっと深掘り！ ミニ知識

■ ナッジ（nudge）とは？

　ナッジ（「注意を引くため，肘でそっと押して人を動かす」という意味をもつ動詞）はもともと行動経済学の分野で提唱され，2010年頃を皮切りに公衆衛生を中心とした医療分野への応用が注目されるようになりました．

　特に，食生活の変容や減量の勧奨への活用が検討されており，2016年に行われたメタアナリシスでは「健康的な食生活や全体的なカロリー摂取の低減」への効果が示されています[2]．最近では食生活や減量にとどまらず，さまざまな医療・健康課題へ活用しようとする研究が行われるようになっています．

◆ 例1：写真と署名入りポスターで，ガイドラインに基づいた抗菌薬の処方が増えた

　図に示したような，抗菌薬の適正利用に関するメッセージに，医師の写真と署名を入れたポスターを診察室に掲示した場合と，しなかった場合で処方傾向が変わるかをランダム化比較試験で調べた研究[3]があります．

　12週間（2～4月）調べたところ，ポスターを掲示した機関では掲示しなかった期間（5～1月）に比べて不適切な処方が減少しましたが（42.8％→33.7％），掲示しなかった機関では増加しました（43.5％→52.7％）．

　研究グループは論文のなかで，写真・署名入りのポスターを貼ったことにより，医師が毅然とした態度をとりやすくなったり，適切な処方を行う意識づけが高まったりしたのではないかと指摘しています．また，ポスターを見ることによって患者側からの処方の要望が減る影響もあったのではないかと考察しています．

図　ポスターのイメージ
（文献3を参考に作成）

◆ 例2：「あなたは選ばれました」というメッセージで，受診率が上がった

2015年に米国ニューオーリンズで行われた取り組み[4]です．低所得者のうち2年以上にわたって医療機関を受診していない人に対し，携帯電話のショートメッセージで無料の診察の受診を勧奨しました．その際，次のような3パターンのメッセージを送り，それぞれの受診率を比較しました．
　①「医師による無料診察を受診しませんか？」
　②「あなたは無料の受診サービスに選ばれました！」
　③「あなたの愛する人のために，健康を考えませんか？ 無料の診察を受けましょう」

全体で21,442人にメッセージを送った結果，受診率は② 1.4 % → ① 1.0 % → ③ 0.7 % の順番であり，①を基準とした場合に，②は有意に高く，③は有意に低いという結果でした．

今まさに研究が進んでいる分野なんですね．でも確かに，ポスターを貼ったりメッセージを工夫したり，アイデアさえあれば同じ内容を「より多くの人」に届けられるというのは魅力的ですね！

そうですね！ 例えば抗菌薬の適正使用や，ワクチン接種の推奨など，なかなか正論だけでは解決できない課題を少しでも前に進めるための助けになるかもしれません．
ナッジに興味をもたれた方は，例えば次のようなポイントをふまえて，ご自分の実践のなかにとり入れてみてください．

ちょっと深掘り！ ミニ知識

1 デフォルト（初期設定）

選んでほしい選択肢を「当たり前」のものと設定することで，違う選択をとる可能性を低くするテクニックです．『このサービス（例えば予防接種）を選びますか？ 選びませんか？』と聞くより，『この時期は予防接種をすることになっていますが，どうしますか？』と聞くことで，その選択を選びやすくなる効果が期待できます．

2 フィードバック

ある行動を起こしたらすぐに反応が返ってくる仕組みをつくることで，自分から行動を起こしやすくなることが期待できます．例えばフェイスブックなどSNSで投稿すると，すぐに「いいね！」がつくことで，もっと投稿したくなってしまいますよね．

減量指導や服薬アドヒアランスを考える場合に，適切なフィードバックがすぐに行われる仕組みを考えることで，その行動を起こしやすくなる効果が期待されます．

3 インセンティブ（動機づけ）

例えば「健康マイレージ」のように，ある行動をとった際に何らかのメリットを与えることで，その行動がまた行われるように促すテクニックです．ただ，情報を伝えようとする相手にとって何がインセンティブとなり得るのかをしっかり検討しないと，あまり効果を得られなかったり，逆効果になったりしてしまうこともあります．

4 選択肢の体系化

例えばスマートフォンの契約の場合を思い浮かべてみます．うんざりするほど多くの選択肢を示された後で，「お店イチオシプラン」とか「期間限定お得プラン」というラベルがされたプランを見ると，それを選びたくなる気がします．

このように，複雑な選択肢がある場合にそれをシンプルにわかりやすくすることで，特定の選択肢が選ばれる可能性が高まるかもしれません．

なるほど．ただ，こういうテクニックを使うと，患者さんの自己決定の機会を奪ってしまうのでは？と聞いていて感じたのですが….

確かに，その点は議論になっています．ナッジを提唱した一人，行動経済学者のリチャード・セイラーさん（2017年ノーベル経済学賞受賞）は，「無理強いはしませんが，お手伝いします」というスタンスが大事だと指摘しています．

つまり，ある望ましい方向へ誘導はするけれど，「この方法が正解！」と決めつけるのではなく，ご本人による選択や，拒否する余地を残すということですね．詳しくは，セイラーさんらがナッジについて解説した書籍[5]を参照してみてください．

医療者の健康アドバイスも「○○しましょう」「○○した方がいいです」と言うより，「○○をすると△△というよいことがあります」と表現すると，より伝わりやすいかもしれませんね．次回の外来では体重だけチェックするのではなく，即時フィードバックを活用して，今週頑張ったことを聞いて応援するようにしてみます！

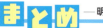
―明日から使えるヘルスコミュニケーション―

1. 「体によい」より「おいしそう」の方が選ばれやすい
2. 「思考のクセ」を知って，メッセージを上手に伝える「ナッジ」が注目されている
3. 「適切な初期設定」「素早いフィードバック」「動機づけ」「選択肢の体系化」を使いこなそう

次回予告 ▶▶▶ 心理学や哲学の理論を診療に活かす！

【謝辞】執筆にあたり東京大学大学院医学系研究科 社会医学専攻 公衆衛生学博士課程の阿部計大さんにアドバイスをいただきました．この場を借りて御礼を申し上げます．

文献
1) Turnwald BP, et al：Association Between Indulgent Descriptions and Vegetable Consumption: Twisted Carrots and Dynamite Beets. JAMA Intern Med, 177：1216-1218, 2017
2) Arno A & Thomas S：The efficacy of nudge theory strategies in influencing adult dietary behaviour: a systematic review and meta-analysis. BMC Public Health, 16：676, 2016
3) Meeker D, et al：Nudging guideline-concordant antibiotic prescribing: a randomized clinical trial. JAMA Intern Med, 174：425-431, 2014
4) Behavioural Insights Team：Behavioral Insights for Cities. http://38r8om2xjhhl25mw24492dir.wpengine.netdna-cdn.com/wp-content/uploads/2016/10/Behavioral-Insights-for-Cities-2.pdf （2018年1月閲覧）
5) 「実践 行動経済学」（Thaler RH & Sunstein CR/著，遠藤真美/訳），日経BP社，2009

Profile

市川　衛（Mamoru Ichikawa）

NHK制作局チーフ・ディレクター（科学・環境番組部）
東京大学医学部健康科学・看護学科卒業．NHKスペシャルなどの制作のほか，医療ジャーナリストとしてYahoo！ニュース個人など執筆を行う．東京大学・京都大学などでヘルスコミュニケーションについて講義活動を行っている．
「伝える」力は，薬や手術と同じように，物事を「変える」力をもっているかもしれません．非専門家の立場から，コミュニケーションの重要さやメディアならではのノウハウをお伝えできればと思います．

柴田綾子（Ayako Shibata）

淀川キリスト教病院 産婦人科
共著「女性の救急外来 ただいま診断中！」（中外医学社，2017）
健康によいとわかってはいるのに運動できない，体に悪いとわかっているのにお菓子を食べすぎてしまうのが人間です．私たち医療者の「正論」アドバイスは，実際にはあまり届いていないのかもしれません．どのように工夫したら「ついやってみたくなる」健康アドバイスができるのか，今回はそんなヒントを考えてみました．明日からの診療でぜひ使ってみてください．

第19回 在宅CKD患者のみかたと腹膜透析
～多職種で行うアシストPD

宮崎正信

 はじめに

　超高齢化が進み，世界中誰もが経験したことのない超高齢社会を迎えた日本．医療においても高齢者の特徴をつかみ向きあうことが求められます．高齢者では臓器機能の低下が起こりますが，主要臓器の1つ腎臓も，生理的に腎機能が低下していきます．それに糖尿病，高血圧，メタボが加わり，腎不全の患者さんは増加しています．

　在宅で診る高齢者の多くは，腎機能が低下しています．本稿では前半は慢性腎臓病（chronic kidney disease：CKD）に関する腎機能の見方，後半は末期腎不全となったときの1つの対策としての腹膜透析を介護との連携で行う"アシストPD"（peritoneal dialysis：腹膜透析）について概説します．アシストPDは，医療・介護の多職種連携を活かした治療法です．

 在宅で診ているCKD患者　～どこまで診るか，いつ紹介か～

1）検尿の大切さ

　CKDは，検尿異常（多くは蛋白尿）の存在，または腎機能低下〔eGFR（推定糸球体濾過値）60 mL/分/1.73 m² 未満〕で定義されます．在宅となった患者さんに検尿を行うことはほとんどありませんが，腎機能低下が認められる患者さんに蛋白尿があったのか，あるのかをみるために，一度は検尿を行ってもらいたいです．低アルブミン血症が認められる患者さんの検尿を行うと蛋白尿3＋のネフローゼ症候群があり，それが低アルブミン血症の原因であることもあります．それにより大きく診療方針が異なってきます．ネフローゼ症候群だと，その原因を鑑別診断することになりますが，頻度が高いのは，糖尿病，膜性腎症であり，まれに多発性骨髄腫だったりします．不明なときは腎臓医への紹介（意見を聞く）が望ましいです．

2）高齢者の腎機能の考え方

① 高齢者は生理的に腎機能が低下する

　eGFR 60 mL/分/1.73 m² 未満はCKDの定義となっていますが，高齢者では生理的にeGFRが低下します．eGFRの理解しづらいところは，eGFRの年齢別正常値が存在しないことです．図1は，"正常"と思われる健診者男性のeGFRを年齢でプロットしたものです．近江八幡総合

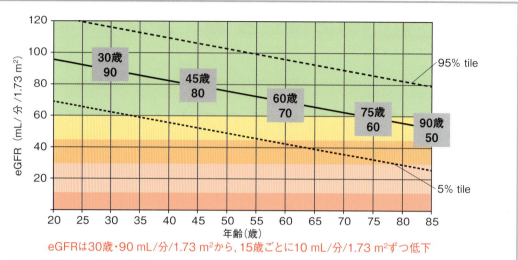

図1 腎機能の生理的な低下
年齢とともに腎機能は低下するため，各年齢の平均eGFRを考慮して，患者の腎機能を評価することは大切である．90歳で若年健常人の約半分の50 mL/分/1.73 m² となる．eGFRは八田内科医院の八田 告先生らが開発したシステムで計算，グラフで確認できる（http://egfr-check.sakura.ne.jp/egfr/graph/input）．
（eGFRグラフ表示サイトより，数値を入力して得られたグラフをもとに作成）

医療センター・八田内科医院の八田 告先生らが作られた"eGFRグラフ表示サイト（http://egfr-check.sakura.ne.jp/egfr/graph/input）"で作成しました．この"eGFRグラフ表示サイト"では，クレアチニン値と年齢・性別を入力すると，eGFRの数値の確認や同年齢との比較ができます．Webサイト自体は「同年齢比較eGFR」で検索できます．

図1を見ると90歳健常男性のeGFRは50 mL/分/1.73 m² となり，若い人の約半分となることがわかります．

② 腎機能は変化で評価する

図2は，治療に反応せずに腎不全，透析導入となったCKD患者の腎機能の推移を，クレアチニンとeGFRでみたものです．クレアチニン値では上昇していないように見える青四角内の時点を，eGFRで見てみるとすでに腎機能は低下しはじめています．eGFRをグラフ化すれば腎障害進行を直線の傾きとして捉えることができるため，早期からその変化を評価することが可能となります．また，腎障害の急性増悪はeGFRグラフの傾きが急に大きくなる（悪化する）ことで，治療による腎機能改善はeGFRグラフの傾きが緩やかになることで評価可能です．そして，透析導入を考慮する10 mL/分/1.73 m² のレベルにいつ達するかも，このグラフで予想可能です．

③ 腎臓医への相談時期

原疾患の有無により，腎機能は大きく異なります．在宅患者さんの多くは，動脈硬化性の疾病をもつか，担がん患者です．前者は糖尿病，高血圧による腎機能低下が存在することが多く，後者は抗がん剤などによる腎機能障害が存在することが多いです．**電子カルテは，図2のようなグラフで腎機能を評価することができるため，腎機能の推移を把握しやすいですが**，グラフ化できないときには，eGFRの20 mL/分/1.73 m² 以上の低下，前回の値から3カ月以内に30％

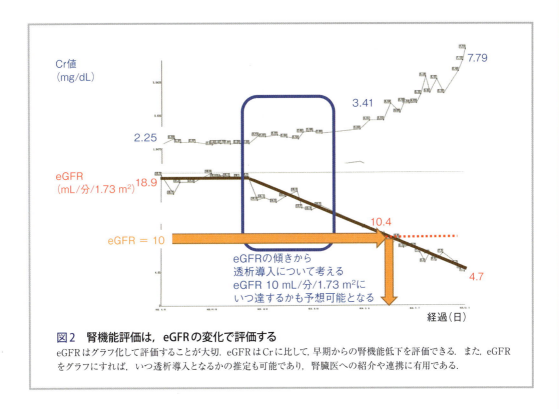

図2 腎機能評価は，eGFRの変化で評価する
eGFRはグラフ化して評価することが大切．eGFRはCrに比して，早期からの腎機能低下を評価できる．また，eGFRをグラフにすれば，いつ透析導入となるかの推定も可能であり，腎臓医への紹介や連携に有用である．

以上の低下，毎年継続する5 mL/分/1.73 m² 以上の低下があるときには，腎機能低下が進行している証拠であり，腎臓医への紹介を考慮します．そして，eGFRが10 mL/分/1.73 m² 以下となると，腎不全が進行したときにどうするかを家族とともに考える必要があります．

⭐ 腎不全が進行したら：透析をどう考えるか

1) 透析の種類

　　透析療法には血液透析と腹膜透析がありますが，前者は週3回，透析施設で行うもので，後者は在宅で可能な透析療法です．高齢者は心不全，脳血管障害，認知症などの合併症も多く，フレイル状態であるため，通院が困難となり入院透析となることが多いです．腹膜透析はあらかじめ腹腔内に挿入し，腹壁に出口部を作成した腹膜透析カテーテルを介して，透析液を注入，平均4時間から一昼夜貯留し，排液することで体内の老廃物，尿毒素を体の外に排泄する方法ですが，在宅で可能なため，この方法は高齢者腎不全患者にとって利点が多いです（表1）．このように腹膜透析は全身状態が低下している在宅患者さんに適応がある場合が少なくありません．もちろん，認知症がひどく，あるいは末期がんで予後が厳しいときには，透析を行わないという選択肢も考えられるべきであり，できれば腎臓医の意見を聞きながら，患者さん，家族の選択をサポートしていくことが望ましいです．

表1　高齢腎不全患者の透析導入の行く末（血液透析と腹膜透析の比較）

腹膜透析	血液透析
▶ 透析中の血圧低下なし	■ 心機能低下 → 透析中の血圧低下
▶ 比較的何でも食事可能	■ 倦怠感・食欲低下・寝たきり
▶ ほとんどの時間が寝たきりでも少しなら動ける人も	■ 週3回の外来通院不可能 → 入院透析
▶ 自宅や施設で可能	■ 認知症，寝たきり；受け入れ病院の不足
▶ 家族のなかでの看取り	■ 家族とは遠く離れたところでの最期

特に高齢者では循環動態が不安定なため，血液透析では透析中に血圧低下をきたしやすく，それが食事摂取量低下，寝たきりへとつながる．腹膜透析では透析中の血圧低下がなく，比較的食事は自由で，認知症の患者さんも生活パターンを変えることがなく透析を行うことが可能である．そのため，看取りも可能となる．

2）高齢者腹膜透析を医療・介護で支える"アシストPD"

　高齢者は，老々介護や独居である場合が多く，自分で腹膜透析の交換をできるとは限りません．その際，医療と介護の多職種連携で腹膜透析を支えることが多くなっており，これを一般的に"アシストPD"と呼んでいます．在宅で最期まで過ごすことが可能となり，全身状態が必ずしもよくない高齢者であっても，血圧変化が少ないため身体が楽であり，比較的何でも食べることが可能で，質の高い在宅，腎不全生活を送ることが可能です．

アシストPDのポイント

1）症例：アシストPDの実際（図3）

> 　80歳男性，脳血管障害で介護度5．月曜日から土曜日までデイケアを利用していたが，腎硬化症による腎不全が進行し透析導入が必要となった．デイケア看護師にPDの方法を習得してもらい，患者さんはデイケアで透析液の注液と，帰宅前に排液を行うことでPDを開始した（図3）．腹膜透析カテーテル出口部の観察もデイケアの看護師に行ってもらい，もともとの主治医は月2回の訪問診療を行うとともに，PD主治医の私も月1ないし2回の往診で，透析状況，出口部の管理を行った．これにより，患者さんは透析前の生活そのものを変更することなしに透析導入が可能となった．なお，在宅時医学総合管理料は主治医が，在宅自己腹膜灌流指導料はPD医がレセプト請求可能である．
> 　その後，2回の透析液交換が必要となり，夕食後に透析液注液を行うことを妻にやってもらうようにした．当初，妻は"できない"と拒否していたが，基幹病院による透析液交換の練習，訪問看護師がその時間に合わせて訪問し実際の交換を見守り，指導することで，妻1人で透析液の注入ができるようになった．次のデイケアでは，最初に透析液の排液を行い，それから注液，貯留を行い，帰宅前に排液をすることで，1日2回のPDが可能となった．その後，デイケアから帰宅後にも注排液を妻が行うことで，1日3回のPDが可能となった．

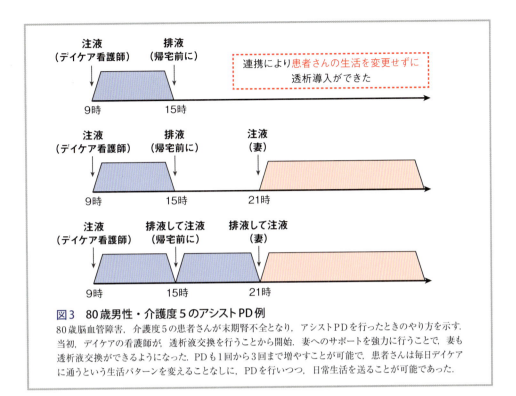

図3 80歳男性・介護度5のアシストPD例
80歳脳血管障害，介護度5の患者さんが末期腎不全となり，アシストPDを行ったときのやり方を示す．当初，デイケアの看護師が，透析液交換を行うことから開始．妻へのサポートを強力に行うことで，妻も透析液交換ができるようになった．PDも1回から3回まで増やすことが可能で，患者さんは毎日デイケアに通うという生活パターンを変えることなしに，PDを行いつつ，日常生活を送ることが可能であった．

> 　訪問看護が定期的に入り，妻とともにPD交換を行うことで，介護者である妻を精神的にもサポートした．夜間の胃腸炎による腹痛，感冒による発熱があったが，この際には訪問看護師が訪ね，状態を主治医またはPD主治医の私に報告し，手持ちの内服薬を服用してもらったり，必要に応じて私が院内処方で内服薬を持参したり，訪問薬剤師に内服薬をもって行ってもらったりして緊急時に対処した．幸い，腹膜炎，腹膜透析カテーテル排液困難などのPD関連の緊急事態は起こらなかったが，そのような場合には，PDカテーテル挿入を行った基幹病院に連絡し，緊急入院などの体制をとってもらうようにしている．

2) アシストPDにおける訪問看護師の役割

　1)で示すようにアシストPDにおいて，訪問看護師は大きな役割を果たします（表2）．PDを行うためには，生活全体を考えることが大切で，在宅医療そのものが成り立たないとPDもできません．PDのテクニックはもちろんですが，患者さん，その家族の精神的なサポートも行い，何よりも"安心できる透析生活"を送ってもらうように努めます．大切なことは，訪問看護師は，腎不全に関する知識は必ずしも必要ないという点です．最低限必要なのは，出口部の変化を観察すること，体重の変化，むくみの有無，排液混濁を必ずチェックすることです．異常と思ったときには，スマートフォンで写真を撮って主治医に送り判断してもらうことが可能であり，訪問看護師自身が，診断をつけることは避けます．そうすることで，訪問看護師のPDに対するストレスを軽減します．

表2　訪問看護師の仕事：PDの各ステップをサポート

PDだけでなく，生活全体を考えることが大切．在宅医療そのものが成り立たないと，PDもできない

- □ 全身状態の把握：血圧，脈，SpO$_2$，呼吸，栄養（食事・飲水）
- □ 身体合併症（心臓・脳血管・整形・認知・嚥下など）の把握・服薬管理
- □ 採血・点滴
- □ 住居環境整備（部屋・ゴミ・片付き具合／ヘルパー・包括センターとの連携）
- □ "透析液交換"手技確認・支援，出口部・シャント部の観察・処置
- □ 家族のサポート・安心した生活を送るためのフォロー（看護師・ケアマネージャー・ヘルパー）

訪問看護師のアシストPDにおける仕事を示す．全身状態の把握の他，PDに関すること，透析液の交換，出口部観察，処置などを行うが，最も大切なことは，患者さんとその家族が，安心したPD生活を行うことができるように，24時間体制を含めた心身にわたるサポートを行うことである．

★ まとめ

① 高齢化に伴い，腎機能低下の患者さんが多くなっています．特に動脈硬化性疾患やがん治療を行った患者さんは，腎機能低下が多いです．

② 腎機能はeGFRの推移で考え，透析導入の考慮が必要なeGFR 10 mL/分/1.73 m^{2}のレベルにいつ達するかで，専門医への紹介や専門医の意見を聞くことを考えます．

③ 腹膜透析は高齢者に優しい透析方法であり，医療・介護の多職種連携によるPD（アシストPD）が可能かどうかを考えることは，腎不全在宅患者のQOLの向上に大きな役割を果たします．できるだけ地域で暮らすことを目的とする"地域包括ケア"にも通ずる治療法です．

アシストPD医 Dr. 宮崎からの一言

　腎不全は透析医に任せるものと考えがちですが，在宅医療においてもアシストPDを行うことで，在宅医と腎臓医の連携が可能な時代となってきました．まだ十分に普及していませんが，超高齢社会における腎不全の1つの治療選択としては，大変大切なもので，かつこれは，患者さんとその家族にとって役に立つものです．ぜひ，末期腎不全患者さんをみたら，アシストPDを思い出していただければと思います．その地域にアシストPDを行う腎臓医がいるかどうか不明のときには，ぜひご連絡ください．アシストPDの芽は徐々にですが，着実に育ちつつあります．

文　献

1) eGFRグラフ表示サイト　http://egfr-check.sakura.ne.jp/egfr/graph/input

Profile

宮崎正信（Masanobu Miyazaki）
宮崎内科医院

アシストPDは特別なことではなく，腎不全患者さんにとって，在宅医療の1つの方策と考えて行うことが大切だと思います．超高齢化社会における腎不全は，透析をしないという倫理的に難しい選択肢も含めて，在宅主治医，腎臓医，訪問看護師，介護スタッフ，そして患者さん，その家族が全員で"生き方"を話し合うACP（advanced care planning）のなかでぜひ考えていかなくてはならないものだと思います．

優れた臨床研究は，あなたの診療現場から生まれる
総合診療医のための臨床研究実践講座

監修　福原俊一　　企画　片岡裕貴・青木拓也

臨床の現場で「臨床研究」をどう実践するか，実例をもとに解説するシリーズ．研究をやりたいけれど「何から始めればよいかわからない」「上手くいかない」など，不安や悩みをもつ方へ！

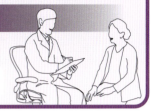

第6回　メンターがいない
〜誰に，どのようにして，メンタリングを求めればよいか？

柏﨑元皓，神廣憲記

臨床研究の悩み

「メンターがいない！」
柏﨑元皓

● はじめに

　私は，関西家庭医療学センターの専攻医です．専攻医は研究のポートフォリオを書く必要があり，その臨床研究を行うには**適切なメンターが必要**とされています[1,2]．しかし，私の所属プログラムには「いわゆる臨床研究のメンター」，たとえば本シリーズ監修の福原俊一先生のような，臨床研究の専門家でメンターとしての経験も豊富な指導医（本稿では，以下「ザ・メンター」と記します）はいません．本稿では，そのような環境で，私が実際にどのような指導を受けて臨床研究を進めているかをお伝えします．私個人の経験ではありますが，それが「ザ・メンター」がおられないプログラムの専攻医，指導医の皆様のご参考になりましたら幸いです．

1　「ザ・メンター」はいない！

　皆さんは，「臨床研究のメンター」というとどんなイメージでしょうか．私は，「自身もバリバリに臨床研究を行ってきていて，その知識と経験を生かして後進の育成にも力を入れている人」をイメージしていました．

　当プログラムの指導医陣の臨床研究に関する経験値については，複数の指導医が臨床研究の系統的な知識を学んだ経験があるものの，実際の臨床研究の実施経験は少ししかないとのことでした．「ザ・メンター」はいない環境です．ここで本当に臨床研究ができるのかな…と，正直不安を感じていました．

　そうは言ってもやるしかありません．まずは自分でクリニカル・クエスチョン（CQ）を考えることからスタートです！

2 メンターはいない！？

1）自分のCQ

　専攻医1年目のとき，病床数約150床の地域の中小病院で，外来・病棟研修を行っていました．そこで，もともと自宅で元気に生活されている高齢者が，肺炎や尿路感染などでの入院を契機に自宅退院できなくなる例を数多く経験しました．普通に自宅生活されていた方なので，当然また元気に自宅退院されるものと思っていました．しかし，わずか1〜2週間の入院でADLが低下し，自宅退院できなくなることに，本人やご家族と同様，私もショックを受けました．「より早くリハビリをしていたら…」「在宅移行の環境調整をもっと早く始めていたら…」など，よりよいアプローチがなかったか，反省する日々でした．その経験から，「ハイリスク患者をより早い段階で判別することにより，より効果的な介入ができるのではないか」と考えました．そこで思いついたCQが，「**もともと自宅で生活できていた高齢者が，肺炎・尿路感染症で入院した場合に，治療後自宅に帰られる人と，帰られない人の違いはなんだろうか**」でした．

2）現場の指導医との相談

　そのCQで研究ができるか，現場の指導医（臨床研究遠隔学習プログラム"MAP"[3]を受けた経験があるが臨床研究実施経験は少ない）に相談しました．まず，「臨床研究の道標[4]」の7つのステップ（図1）の「1．疑問を構造化する」に取り組むことを勧められました．リサーチ・クエスチョン（RQ）は，PECOの形

　　P：patient　　　　対象となる疾患，患者
　　E：exposure　　　暴露：原因，危険因子
　　C：comparison　　比較，コントロール
　　O：outcome　　　暴露の結果現れる事象

で定式化すると，

　　P：もともと自宅生活していた入院患者
　　E：A，B，C…という要素がある
　　C：A，B，C…という要素がない
　　O：自宅退院できなくなる

となりました．FIRM²NESSチェック（図2）を行ったところ，F（実行可能か），M（測定可能か）については，判断が難しいということが見えてきました．また，実際に研究を進めるにあたり，具体的にどのような行動をしていけばよいのかが想像できず，進むべき道が見えない不安を感じました．

　そこで，次の一歩を探るべく，レジデントデイ（月に一度，当プログラムの3施設の指導医・専攻医が集まる教育カンファレンス）で相談することにしました．

3）教育カンファレンスでの相談

　上記のRQをもとに，どのように研究を進めていくか，レジデントデイで相談したところ，「このRQに適した研究デザインとしては，コホート研究からの予後予測ルールの開発になると考えられる．まずは同様の先行研究がどのように研究を進めたのかを学ぼう」という話になりまし

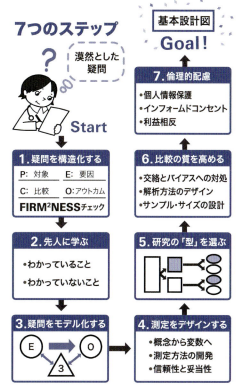

図1 臨床研究デザインの7つのステップ
(文献4より引用)

Feasible	= 実施可能性
Interesting	= 真に興味深く
Relevant	= 切実な問題
Measurable	= 科学的に測定可能な
Modifiable	= 要因・介入が修正可能な,アウトカムが改善可能な
Novel	= 独自性があり
Ethical	= 倫理的で
Structured	= 構造化された
Specific	= 具体的・明確な表記を用いて

図2 よいRQのポイント:FIRM^{2}NESS
(文献4より引用)

た．そこで，第7回 日本プライマリ・ケア連合学会学術大会で日野原賞を受賞された高田俊彦先生の演題「高齢内科入院患者における日常生活動作能力（ADL）低下予測モデルの開発・検証」が話題に上がり，先行研究の探し方や，どのようなデザインで研究を進めたかについて，ご助言をいただけないかと考えて，上記研究にかかわられておりかつ当プログラム指導医と「臨

床研究デザイン道場」「fMAP」に参加して面識のあった，京都大学医療疫学分野教授の福原俊一先生にまずご相談させていただこうという話になりました．

「ザ・メンター」がいないなか，暗中模索に近い状態でのディスカッションとなり，この先この研究を進めていくのは難しいのではないかと悲観的に感じることもありました．しかし，指導医の先生方が臨床研究の大きな流れを把握しておられ，内部リソースで補えない部分は外部リソースを頼るという解決法をもっておられたおかげで，最終的には次にとるべき行動がはっきりしました．

次の行動が決まったことに安心すると同時に，プログラム内で解決しないことについては外部に助けを求めればいいという考え方があることに，目を開かれる思いでした．

4) 外部のメンターとの出会い

福原俊一先生と，同分野准教授の山本洋介先生のもとへ，指導医と私で相談に行きました．そこで，私のRQを紹介し，どのように進めていくのがよいか，アドバイスをいただきたい旨を伝えました．すると「そのRQは，prediction ruleの研究の類であり，いいテーマだとは思うがかなり手間がかかる．専攻医がやる研究としては，① 肺炎と退院の関連についての先行文献のシステマティックレビューを行う，または② 他の研究プロジェクトの一員として臨床研究にかかわる，方が現実的ではないか」と，現状の制約（自分の知識やスキル，研究に使える時間，現行のカルテから得られる情報の限界など）をふまえたうえで，現実的な方法を提案していただきました．②については，研究プロジェクトの一員として，臨床研究の専門家に指導してもらいながら，調査の実施やデータの解析を行ってみてはどうかというお話でした．研究内容は，「アドバンス・ケア・プランニング―話し合いの開始時期として許容可能な最も早い時期とその関連要因」というもともと興味のある分野であり，また臨床研究の勉強ができる貴重な機会でもあり，ありがたく白河総合診療アカデミーの宮下淳先生を紹介していただくことになりました．

ここでは「ザ・メンター」の先生方からの，知識と経験に基づいた貴重なアドバイスを聞くことができました．もとの研究テーマは保留となりましたが，別の研究に参加させていただけたのは，外部に助けを求めたからこそ得られた大きな収穫でした．

5) 研究プロジェクトへの参加とポートフォリオ作成

その後研究プロジェクトに参加し，アンケート調査の実施やデータの集計・分析の一部を担当しています．研究プロジェクトの実践を通じて宮下先生にご指導いただくことで，実践から離れた座学のみでは得られないような学びができていると実感しています．

さらに，宮下先生のメンタリングのもと，同研究の結果の一部を用いて，自分で臨床研究を行うところです．それでポートフォリオも書く予定です．

メンターが外部の方の場合，直接お会いする機会が少ないこと，そのため関係も築きにくいことから，どうしても相談のハードルが高くなりやすいです．しかし今回は，打ち合わせなどで数回直接お会いできたことで関係を築くことができ，その後のTV会議やメールのやり取りは，比較的スムーズにできました．

3 メンターはいる!!

　プログラム内に,「ザ・メンター」はいません.しかし,「ザ・メンター」ではないプログラム内の指導医が,① プログラム内で対応できる部分とそうでない部分を見極め,② 対応できる部分は指導し,③ できない部分は外部リソースを探り,④ そして外部のリソースにつながる術をもっていました.そうやって足りない部分を補おうとする過程もまた,私にとってはメンタリングの一部でした.そして外部の「ザ・メンター」の先生方にお会いすることができ,さらにその先生方が私たちの依頼を引き受けてくださったことで今回の研究につながりました.

　プログラム内の指導医,外部の先生方のどなたが抜けても,今回のように臨床研究にいたることはなかったでしょう.私にかかわってくださったすべての先生がメンターであり,それが「チームによるメンタリング[1]」の1つの形ではないでしょうか.

> **ここがポイント!**
> メンタリングは,「いわゆる臨床研究のメンター(ザ・メンター)」にしかできないのではない.プログラム内で対応できない部分を外部リソースに頼ることで,チームによるメンタリングが成立する.

● まとめ

　「臨床研究の専門家でメンターとしての経験も豊富な指導医」がおられない施設は多いと思います.そういったなかで専攻医が臨床研究を行うには,まず現場の指導医の先生方のメンタリングが重要だったという例をお示ししました.それが皆様のご参考になれば幸いです.

文献

1) 聖路加国際大学臨床疫学センター:臨床研究におけるメンタリング-メンターのためのガイドブック
 https://cce.luke.ac.jp/support/pdf_mentoring/guidebook_ja.pdf （2018年3月閲覧）
2) 福原俊一,片岡裕貴:臨床研究者になるための6つの要件-研修医や若手医師の皆さんへのメッセージ.Gノート,4:836-842, 2017
3) 健康医療評価研究機構:臨床研究遠隔学習プログラム(MAP)
 http://www.i-hope.jp/activities/academy/map.html （2018年3月閲覧）
4) 「臨床研究の道標-7つのステップで学ぶ研究デザイン 第2版 上・下巻」(福原俊一/著),健康医療評価研究機構,2017

メンターからの助言

メンターがいない状況をどう乗り越えるか

神廣憲記

● はじめに

　メンターとは上から指示を出す指導者ではなく，**同じ目線に立って相談にのってくれる良きアドバイザーのような存在**です[1]．臨床研究を進めるためにはメンターの存在は非常に重要ですが，人手不足でかつ多忙な日本の医療現場では，しっかりとしたメンタリング体制を整えるのは大変難しい状況です．

　それでは，そのような状況に置かれている日本の臨床医が臨床研究を行う際に，誰に，どのようにして，メンタリングを求めればよいのでしょうか？

　今回は，「1. 外部リソースを活用したメンタリング」「2. 内部リソースを活用したメンタリング」に分けて，この問いを考察してみたいと思います．

　なお，私自身のメンターとしての経験のほとんどが総合診療領域の専攻医対象のメンタリングであることから，今回は，（臨床研究についての一般的なメンタリングという観点ではなく）総合診療領域の専攻医がメンターのいない状況をどう乗り越えるか？という観点で記述いたします．

1 外部リソースを活用したメンタリング

　そもそもメンターが担う役割にはどのようなものがあるでしょうか？

　もし身近にリサーチメンターとしての経験を有する医師がいない場合は，**表1**の6つの領域のうちで自分自身の研究がどこでつまずいているのかを，ご自身で，あるいは相談しやすい指導

表1　臨床研究のメンターが担う役割

助言機能
1. **リサーチクエスチョンの明確化**：知識や経験をもとに実現可能なリサーチクエスチョンに形を整える手助けをする
2. **研究のまとめ役**：さまざまなことに配慮しつつ事務作業，各種期限，進捗状況を管理する
3. **ネットワークファシリテーター**：メンティーに他の研究者への紹介や各種データベースへのアクセスの支援を行う
チューター機能
4. **研究デザインについての教育**：メンティーに研究デザインの知識について学習させる．実際の研究デザインがよりよいものになるように助言する．
5. **解析についての教育**：解析を支援する．解析に必要な知識を得ることができる情報源をメンティーに教える．
6. **文章作成や発表の教育**：執筆作業をメンティーと一緒に行い，文章力を磨くのに役立つフィードバックを与える．

（文献2を参考に著者作成）

医や同僚と一緒に，振り返りをしてみてはいかがでしょうか．どの領域のメンタリングを受けるべきか，を絞ることができれば，次のステップ，すなわち「何を活用するのか」「誰に相談するのか」が見えてくるでしょう．

もしメンタリングが必要な領域が〈1．リサーチクエスチョンの明確化〉〈4．研究デザインについての教育〉〈6．文章作成や発表の教育〉であれば，オンラインアプリの**QMentor**[3]の活用を検討してみてもよいでしょう．

〈2．研究のまとめ役〉〈5．解析についての教育〉の領域のメンタリングを求める場合，**臨床研究の専門的知識があり研究実施の経験があるメンターとの出会い**が必要になるでしょう．この場合，もし身近に〈3．ネットワークファシリテーター〉がいる場合は，紹介してもらった方がスムーズにメンタリングへ進みやすいでしょう．〈3．ネットワークファシリテーター〉がいない場合には以下のような方法も考えられます．

- 研究しようと考えている領域の専門家に直接連絡をとり，相談する
- FacebookなどのSNSの臨床研究に関するグループに参加する
- 臨床研究に関するワークショップに参加して，集まった参加者や講師に相談する

> **ここがポイント！**
> どんなメンタリングを受けるべきかに合わせて，どういうリソースやコミュニティへアプローチするかを考えてみよう．

2 内部リソースを活用したメンタリング

受講生にメンターを配置する制度を採用している京都大学医学研究科社会健康医学系のMaster of Clinical Research（MCR）と臨床研究デザイン遠隔学習プログラムを受講した12人を対象にしたインタビュー調査[4]では，表2のようなメンタリングの促進因子・阻害因子が抽出されています．

この調査はメンターがいることを前提にしていますが，「メンターがいない状況で，誰に，ど

表2　メンタリングの促進因子・阻害因子

促進因子
1．メンティーのレベルの適切な評価
2．メンティーの考えているキャリアパスの把握
3．コミュニケーションの双方向性
4．身近な先輩研究者の存在
阻害因子
1．メンターの忙しさ
2．相談内容のレベルの低さについてのメンティーの不安
3．メンター・メンティー間の上下関係

（文献4より）

のようにして，メンタリングを求めればよいか？」という問いに対しても示唆を与えてくれます．

例えば，専攻医の立場で研究をしたい場合は，指導医は研究について話題にする時間をとれているでしょうか？（阻害因子1．メンターの忙しさ），専攻医は研究のことは全然わからないからと相談すること自体を躊躇していないでしょうか？（阻害因子2．相談内容のレベルの低さについてのメンティーの不安），振り返りの場面では日々の臨床や実務のことだけでなく研究のことを指導医も専攻医の双方から話題に出せているでしょうか？（促進因子3．コミュニケーションの双方向性）

臨床研究についての豊かな知識と経験があり，メンターとしても教育を受けている人に出会って指導を受けることができれば…とは思いますが，残念ながらすべての専攻医がそういう機会を得ることは現実的に難しいと思われます．まずは，自分の周りのリソースをフル活用して，例えば指導医との間でメンタリングを始めてみるのはいかがでしょうか．

> **ここがポイント！**
> メンタリングの促進因子と阻害因子を理解し，自分の周りのリソースをフル活用して，メンタリングをはじめてみよう．

● おわりに

質の高い臨床研究を実施するためには，メンターの存在はきわめて重要です．読者の皆さんそれぞれの置かれているコンテクストや人間関係のリソースによって，メンターがいない状況への対策は変わってくると思います．この記事がメンター不在で悩む皆さんにとって，臨床研究を進めていくうえでの一助となれば幸甚です．

文献

1) 福原俊一，片岡裕貴：臨床研究者になるための6つの要件−研修医や若手医師の皆さんへのメッセージ．Gノート，4：836-842，2017
2) 聖路加国際大学臨床疫学センター．臨床研究におけるメンタリング−メンターのためのガイドブック
https://cce.luke.ac.jp/support/pdf_mentoring/guidebook_ja.pdf （2018年3月閲覧）
3) 健康医療評価研究機構：臨床研究計画を段階的に作成するためのオンラインアプリ QMentor
https://www.i-hope.jp/qmentor/info/ （2018年3月閲覧）
4) 三品浩基，他：臨床研究教育におけるメンタリングの促進・阻害因子の探索的研究−メンティーのインタビュー調査から−．医学教育，42：75-80，2011

柏﨑元皓（Motohiro Kashiwazaki）

関西家庭医療センター専攻医
専門：家庭医療，小児

虐待や非行，それらの世代間伝達をいかに予防するか，という点に興味をもっています．愛着理論では，乳幼児期からの親子関係が児の成長発達に大きな影響を与えると言われていますが，広くは知られていません．早期の啓蒙活動が予防に有用ではないかと考えており，その実践方法を生み出し，普及させるのが私の夢です．

［監修］
福原俊一（Shunichi Fukuhara）

京都大学 教授，福島県立医科大学 副学長
米国内科学会（ACP）専門医，ACP最高会員（MACP），ACP日本支部 Vice Governor
日本臨床疫学会 代表理事，日本プライマリ・ケア連合学会 理事
自らが主宰する京大の講座や「研究デザイン塾」から教授8名を輩出．英文原著論文300編以上．

神廣憲記（Noriki Kamihiro）

北海道家庭医療学センター
専門：家庭医療

勤務先の外来患者の診療の実態についての記述研究やClinical Auditを細々と行い，専攻医の研究ポートフォリオの教育も行いながら，学会のICPC委員会にかかわりつつ，現在は男性医師のアイデンティティ形成に関する質的研究に取り組んでいます．

［企画］
片岡裕貴（Yuki Kataoka）

兵庫県立尼崎総合医療センター 呼吸器内科・臨床研究推進ユニット
MPH，日本内科学会総合内科専門医，米国内科学会（ACP）会員，日本呼吸器学会専門医
「誰でもできる臨床研究」を合い言葉に市中病院で働く医療従事者が臨床研究を実践できるようになるための各種ワークショップを開催中．
https://www.facebook.com/SRworkshop

［企画］
青木拓也（Takuya Aoki）

京都大学大学院医学研究科 社会健康医学系専攻 医療疫学分野
医療政策学修士（MMA）
日本プライマリ・ケア連合学会認定 家庭医療専門医・指導医
臨床疫学認定専門家
日本のプライマリ・ケアの質向上と学術的発展を自身のライフワークと考えています．主な研究テーマは「プライマリ・ケアの質」「Patient Experience（PX）」「マルチモビディティ」．
研究活動 http://researchmap.jp/takuya-aoki/

■連載バックナンバーと掲載予定

第1回	臨床研究者になるための6つの要件	（2017年6月号掲載）
第2回	リサーチ・クエスチョンを思いつかない	（2017年8月号掲載）
第3回	系統的知識がない	（2017年10月号掲載）
第4回	時間がない	（2017年12月号掲載）
第5回	仲間がいない	（2018年2月号掲載）
第6回	メンターがいない	（2018年4月号掲載）
第7回	サーベイ研究の具体例	（以下，順次掲載）
第8回	サーベイ研究の解説	
第9回	系統的レビューの具体例	
第10回	系統的レビューの解説	
第11回	診断法の評価研究の具体例	
第12回	診断法の評価研究の解説	

連載予定であり，変更の可能性があります．

みんなでシェア！総合診療Tips

監修●鋪野紀好（千葉大学医学部附属病院 総合診療科）

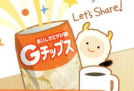

第1回　自己主導型学習を支える仕組み—SEA—
優秀ポートフォリオ賞2年連続受賞のヒミツ

在原房子，佐藤健太〔北海道勤協 総合診療・家庭医療・医学教育センター（GPMEC）〕

　総合診療専門医取得のためにはとても幅広い分野に関するポートフォリオを記載する必要があります．北海道勤協 総合診療・家庭医療・医学教育センター（GPMEC）では2年連続で優秀ポートフォリオ賞受賞者を輩出しています．つまりGPMECの後期研修プログラムでは全分野において完璧な知識や技術をもったスーパードクターを養成しているのです！！…と言いたいところですが，たった3年間の研修で達成するのは非常に困難であることはご理解いただけるでしょう．ですが実は全分野における完璧な知識や技術以外にも，優秀ポートフォリオ賞受賞をもたらした大切な要素があるのです．今回は，その秘訣，「SEA」をシェアします．

Tips 1：背伸び空間での経験を意識変容で学びに変える

　学習者の成長には守備範囲内での経験の反復だけでは足りず，多少の苦痛やストレスを伴う背伸び空間での経験が必要です．守備範囲内での「すんなり成功した」経験だけではなく，「複雑だった．だけど理解できた」「大変だった．でも成功した」「辛かった．しかし意味のある経験だった」といった背伸び空間での経験に対して意識変容が行われた結果，個人の成長がもたらされるのです．

　これらの経験は学習者にとって最初はただ「複雑だった」「大変だった」「辛かった」ともやもやした経験（以下"モヤモヤ経験"）でしかないことが多いのですが，そこに意識変容をもたらし「できた」「成功した」「意味のある経験だった」と理解と成長を促すのがSEA（Significant Event Analysis）であると考えています．

　SEAは学習者にとって重大な出来事を詳細に分析する振り返りの手法で，❶何が起こったのか（出来事），❷その時の感情，❸うまくいったこと，❹うまくいかなかったこと，❺こうしたらよかったと思うこと，❻Next stepの6つのstepで進められます．

Tips 2：SEAの極意は「ひたすら引き出し，何も与えない」

　SEAでは背伸び空間での"モヤモヤ経験"が扱われることが多いかと思います．"モヤモヤ経験"のなかでは学習者は混乱し，事実と思い込みの区別がつかず，出来事のすべてが不快であったと認識してしまいます．実際にはできたこともあり，改善点はわずかであっても，モヤモヤのなかにいる学習者にとってはそれを冷静に分析することは困難で，いくら指導者が適切なアドバイスをしても耳を傾けられない場合が多いのです（図A）．

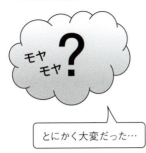
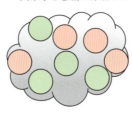
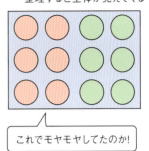
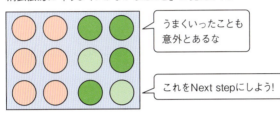

図 SEAで出来事と感情が整理され，気づきが生まれる

　SEAでは学習者のなかにあるモヤモヤを引き出す作業（Step❶❷）を丁寧に行います．6つのstepが書きこめるワークシートに記載してもいいですし，指導者との対話を行う形でもよく，実際に起こった事実，そのときの感情を詳細に言語化し引き出していきます．**相手に伝わるようにひたすら言語化しアウトプットして，出来事と感情を整理することで**，事実と思い込みが区別されていきます（図B，C）．

　この過程で重要なことは，指導者は何も与えないことです．「このポイントで悩んでいるんだね」「こうしたらいいよ」とつい答えを与えてしまいがちですが，同じ事例においてもモヤモヤポイントは人それぞれ異なり，学習者自身がそのポイントを見つけ出す過程が必要なのです．

　Step❶❷を丁寧に行うことで，おもしろいほどに学習者は勝手にスッキリしStep❸～❻を導き出します（図D）．それは指導者が思いもよらない内容であることも少なくありません．つまりモヤモヤを一度外に出し客観視することで出来事の全体が把握され，処理可能な部分が見えてきます．辛い経験にも意味があったと意識変容が促され，ストレス対処能力（SOC）の強化につながります．

●**コラム：ストレス対処能力（SOC）**
「わかった：把握可能感」「成功した：処理可能感」「意味のある経験だった：有意味感」はそれぞれSOC（Sense of Coherence）の構成要素と言われています．SOCは日本語では首尾一貫感覚といい，実際にうつ病罹患率や死亡率との関連も示されているストレス対処能力の指標です[1]．SOCを強化する手法としてSEAが有用ではないかと考えています．

Tips 3：1人でも，SEA

とはいえ「近くに指導医がいない」，また「指導医に相談するほどでもない」といった場面もあることでしょう．そんなときにオススメなのがセルフSEAです．

前述の通りSEAは"モヤモヤ経験"を言語化し，出来事と感情に分解し客観視することで，理解が進み意識変容がもたらされるという振り返り手法です．最も重要なのはモヤモヤを言語化し出来事と感情に分解する過程ですので，1人でもその過程を再現することは可能です．頭のなかで思考しているだけでは前に進めない場合でも，例えばただひたすら紙に書き出したり，日記やSNSにまとめたり，他人に愚痴としてぶちまけたり，とにかく外に出す作業をすることで自然にその後の客観視や意識変容を起こすことができると考えています．SEAはどこでも，誰とでも，1人でも可能なのです．

Tips 4：SEA　受けてるだけじゃ　もったいない

ここまでSEAを通して学習者にもたらされるメリットについて紹介してきましたが，実はSEAは指導者側にも大きなメリットがあるのです．

学習者の指導を行う際にこんな悩みを抱いたことはありませんか？「自分に経験のないことは教えられない」「つい自分の考えを押し付けてしまう」「合わないタイプの学習者がいる」など…．ここまで読み進めていただいた方にはご理解いただけると思いますが，SEAでは指導者から学習者に何かを与える必要はありません．むしろ与えてはいけません．学習者が言語化しアウトプットできる場をつくり（安全な環境，話を促す態度），出来事と感情を整理するのを手伝ってあげるだけでいいのです．ついつい指導者は学習者に何かを与える存在でなければならないと焦ってしまいがちですが，SEAにおいては何かを教える必要はなく，学習者それぞれに答えがあり，学習者のタイプはあまり関係ないのです．これを応用すると専門性や経験値の異なる他職種やベテランとの振り返りにもSEAは利用可能なのです．このことに気がつくと肩の荷がおり，指導がとても楽になることを実感していただけると思います．

Tips 5：SEAで優秀ポートフォリオ賞？

では最後にSEAと優秀ポートフォリオ賞受賞のヒミツについて探っていきましょう．

GPMECで実際に優秀ポートフォリオ賞を受賞した専攻医と指導医にそれぞれ話を聞くととても特徴的な言葉が聞くことができました．

専攻医「特にどのポートフォリオに一番思い入れがあるわけではないよ．指導医のアドバイスに素直に従って書いただけだよ．」

指導医「専攻医ごとに進む方向は全然違うけれど，気がつくとそれぞれの専攻医が"いつの間にそんなところまで!?"と驚くほどに成長していくのがとてもおもしろいんだよね．」

専攻医の発言はとても受動的な学習姿勢に見える一方で，指導医は予想を超えた成長を見せる専攻医の姿に驚いています．一見ちぐはぐな印象を受けますが，実はこれはSEAを通じた自己主導型学習をそれぞれの立場から特徴的に示した発言なのです．

では実際に一例を示してお伝えします．これは私自身の経験です．

専攻医1年目だった私は「なんとなくおもしろそう」という程度のモチベーションで，初期研修医向けに月1回行われているSEAカンファレンスのファシリテーターを引き受けました．SEAについては無知でしたが試行錯誤を重ねながら1年間務めることでSEAが大好きになり「もっと知りたい」と興味がわき，SEAを通した初期研修医の成長について質的研究を行いました．研究を通してSEAへの理解が深まり「もっと多くの人に魅力を伝えたい」と視野が広がり，指導医や同期専攻医と何度も打ち合わせを重ねワークショップをつくり発表し，またこのコーナーの執筆を通して文章として皆さんにお伝えする機会を得ることができました．さらにこの一連の経過に対してSEAを用いて振り返りを行うことで自分自身の成長や変化に気がつき大きな糧となっています．

この経験のなかで私自身は「研究してみたら？」「ワークショップにしてみたら？」という指導医の言葉に素直に従っただけという感覚ですが，実は日々のSEAを使った振り返りのなかで「もっと知りたい」「多くの人に伝えたい」という私自身のなかから見つかったワクワクポイント（vsモヤモヤポイント）に沿って指導医は次の行動を提案しているだけなのです．あくまで専攻医のなかから生まれた興味・関心に従って学習が進むため，より深く実感を伴った学びが得られ自然と質の高いポートフォリオが生まれるのです．このような自己主導型学習を促し支える振り返りの仕組みこそがGPMECの優秀ポートフォリオ賞2年連続受賞のヒミツといえるでしょう！

文献

1) Geulayov G, et al : Sense of coherence and 22-year allcause mortality in adult men. J Psychosom Res, 78 : 377-383, 2015
2) 大西弘高，他：Significant Event Analysis：医師のプロフェッショナリズム教育の一手法．家庭医療，14 : 4-12，2008
3) 宮田靖志：SEA．「総合診療専門研修の手引き― 何をどう教え学ぶか 工夫と実例」（草場鉄周／編），pp178-185，中山書店，2016
4) SEA-WS公開資料.pdf https://ja.scribd.com/document/370093777/SEA-WS公開資料-pdf

---

在原房子（Fusako Arihara）

北海道勤医協 総合診療・家庭医療・医学教育センター（GPMEC），勤医協札幌病院 内科専攻医
GPMECでは急性期病院から地域密着型中小規模病院，地方診療所までさまざまな環境で，個性豊かな指導医と豊富な経験を通して，SEAを使った振り返りで自己主導型学習を促しています．
私自身も教育やワークショップなど興味のある活動を通して自己主導型学習を促し支えられ，楽しく成長させてもらっています．

佐藤健太（Kenta Sato）

北海道勤医協 総合診療・家庭医療・医学教育センター（GPMEC），勤医協札幌病院 内科・総合診療科
この記事をまとめるにあたって，私と専攻医たちで「なぜポートフォリオ優秀賞を取れたのか？」を徹底的に振り返りました．本文にあるように，単にSEAを制度化するということではなく，日常的な専攻医－指導医間の対話のなかでSEAの視点でもやもやや関心を話題に出し，専攻医が最もやりがいを感じ，能力を発揮できるテーマにたどり着く過程が重要なんだということに気づけました．専攻医たちが楽しそうに自主的に学んでくれるのは嬉しいですし，その結果指導医の想像を超える成長や変化を見せて日々驚かせてくれる環境で指導医を続けられているのも幸せだなぁと思います．

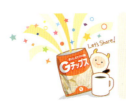

本連載はWeb上でも公開します．
第2回はWeb上のみでの公開です．お楽しみに！
（第1回公開：4月上旬予定
第2回公開：5月上旬予定）
www.yodosha.co.jp/gnote/gtips/index.html

思い出のポートフォリオを紹介します

第23回 学生・研修医に
〜教育が難しいと感じたときの

沖縄県立中部病院 プライマリ・ケア医コース（島医者養成コース）

ポートフォリオ詳細事例報告書（専門医認定審査用）9

氏　名	松澤　廣希	会員番号	（黒塗り）
事例発生時期	平成X＋1年　Y月　Z日	終了時期	平成X＋1年　Y月　Z＋14日
領　域	学生・研修医に対する1対1の教育、もしくは、教育セッションの企画運営に取り組んだ事例		
表　題	difficult teaching encounterへの対応事例		

記載上の注意：10.5ptの文字を用いて記載すること。このページを含めて2枚に収めること。

<u>1. なぜこの事例をこの領域において報告しようと考えたか</u>
　筆者は医師1名での診療体制であるO県の離島診療所に勤務中であり、年間に数名の初期研修医が2週間ずつ地域医療研修のために診療所を訪れる。今回、ある研修医との関わりを通じてdifficult teaching encounter（以下DTE）への対応を学び、さらに自らの外来教育技法について考察を行ったため報告をする。

<u>2. 事例の記述と考察</u>　（実践した具体的内容（経過や問題の分析から解決に至るプロセス）および今後の学習課題の設定を中心とした省察とその根拠）

【背景と経緯】筆者は平成X年4月よりA村にあるA診療所へ赴任した。今回、平成X＋1年Y月より2週間地域医療研修として受け入れをした初期研修医に対して、研修初期の段階で何度かの議論を通じて筆者が苛立ちを感じる場面があった。残りの研修期間も鑑みて、どこに問題があるのか、DTEとして評価を行った上で適切な介入が必要であると考えた。以下に筆者が苛立ちを感じた実際の議論を2例、会話形式で提示する。

① 術前の感染症スクリーニングの意義について

筆者	「先生の病院では術前の感染症のスクリーニングはどこまでやっていますか？」
研修医	「とりあえず全部ですね。HBV、HCV、あとHIV・・・。」
筆者	「HIVについてはルーチンで行う検査としては議論があるところではないですか？」
研修医	「いや、万が一針刺ししたら怖いから全部調べた方がいいですよ。」
筆者	「感染症の有無に関わらず、針刺しは気をつけるものだし、実際に事前のHIV検査の有無に関わらず手術中の血液暴露は変わらなかった、という文献¹⁾もありますよ。」
研修医	「たしかにそうかもしれないですけど、念のためやって何が悪いんですか？」
筆者	「必要のない検査をやり過ぎると医療費もかさむし、本当にその検査が必要かどうかを考える姿勢が大事だと思いますが・・・。」
研修医	「いやいや、でも手術の時は絶対調べとかないと怖いですって。」
筆者	「それは患者さんのためでなく、自分たちの安心のためになってませんか？」
研修医	「そんなに言うんだったら、検査は無駄って言う人が手術やればいいんですよ。」
筆者	「・・・・。」

② 急性上気道炎に対する鎮咳薬の処方について

筆者	「普段、風邪の人に咳止めは処方していますか？」
研修医	「まあ基本的には出してますよ。」
筆者	「鎮咳薬の効果はどれぐらい知っていますか？」
研修医	「あんまり意味がないってことですか？」
筆者	「薬によって様々だけど、押し並べて効果が保証されているとは言えないよね。」
研修医	「でも、患者さんが希望しているなら何か出してあげればいいじゃないですか。」
筆者	「鎮咳薬の効果が限定的であることや代替療法について説明した上で、それでも何か薬は欲しいという人には処方してあげるというのはどうですか？」
研修医	「でも、別に鎮咳薬ぐらい出してあげたって良いじゃないですか。」
筆者	「鎮咳薬にも副作用がないわけではないからね。メリットとデメリットについて患者さんと相談した上で判断するのが良いと思うんだけどな。」
研修医	「いちいちそんなこと説明する時間ないですよ。たかが咳止め一つで・・・。」
筆者	「・・・・。」

【評価と介入】両議論のあとに共通して、筆者は研修医に対して「言っていることが伝わっていないようだ」という苛立ちを感じた。一方で、筆者からみて研修医も納得はしていない様子であった。この両議論に共通している問題は、「EBMに則った根拠のある治療やshared decision making」を重視している筆者に対して、根拠に基づいた判断よりこれまでの経験や感情的な判断を重視している（と筆者が考える）研修医との、価値観の相違にあるのではないかと考えた。価値観そのものは、仮に修正すべき点があったとしても2週間という短い研修期間で変わることは難しいと考え、一先ずお互いの価値観の相違を認め、研修医の持つ価値観について共感を示しつつ筆者の持つ価値観にも理解を求めていく方針とした。また、文献や成書を用いて頭ごなしに正確な根拠を示したとしても、2年に及ぶ研修の中で「今まではこうやってきた」という研修医の経験に基づく自信を傷つけ、却って反発を生んでいる可能性があると考え、まずは普段の診療行為に対して自ら疑問を持つように誘導するのが好ましいのではないかと判断した。筆者のこれまでの指導スタイルを振り返ると、自分が持っている考えを相手に教える「ティーチング」が主体であったことに気付いた。そこで、研修医が自発的に疑問を持つことを促すためには、相手の持っている考えを引き出す「コーチング」の姿勢が重要であると考え、実践することとした。

※ 本誌への掲載にあたり、記載を一部変更してあります

対する1対1の教育対応とは？

松澤廣希, 太田龍一

> 思い出のポートフォリオを紹介します
>
> 複雑な問題にアプローチしながら学びを深めていくために、ポートフォリオは最適な手段と言われています．本連載では、家庭医療後期研修プログラムで作成された実物とともに、難しかった点や工夫した点にフォーカスして専攻医・指導医の両方の視点から紹介します．ポートフォリオ作成・指導のヒントに！

コーチングを意識した会話の一例（咽頭痛を主訴に受診した患者への対応）
※下線部がコーチングを意識した問いかけ

筆者	「こういう状況で、<u>先生はいつもどうしていますか？</u>」
研修医	「とりあえず、溶連菌の迅速検査をやって、陽性だったら抗生剤を出してます．」
筆者	「検査が必要かどうかの判断は、<u>どうやってるんでしたっけ？</u>」
研修医	「咳がなくて、のどが腫れてて・・・スコアは2点だから一応検査します．」
筆者	「先生の言う通り、まずは検査をしてみましょう．その前に患者さんに検査の必要性と同意を頂きましょう．」
研修医	「わかりました．」
（患者さんを診察室に呼び入れる）	
研修医	「・・・というわけで、検査が必要なのですがいかがでしょうか．」
患者	「喉の検査、いつも怖いんですよね．熱もないし、本当に必要な検査なんですか？」
研修医	「もし検査して陽性だったら抗生剤で治療ができますし、早く良くなるんですよ．」
患者	「喉が痛い時にはいつもトローチが良く効くので、それで受診しただけなんですが．」
研修医	（困った表情）
患者	「先生（筆者のこと）はどう思われます？」
筆者	「研修医の先生の言う通り、検査して陽性だったら治療が勧められる状況ですが・・・ちょっと研修医の先生と作戦会議をしても良いですか？」
（患者さんが了承したため、一旦退室して頂いた）	
筆者	「患者さんは検査を希望しなかったので、先生の立てた作戦が崩れてしまったね．」
研修医	「まさか、断られるとは．検査しないで様子みるのもありかな．」
筆者	「なるほど．<u>どうしてそう考えたのですか？</u>」
研修医	「熱もないし、抗菌薬の効果もそんなにないのかなと思いました．」
筆者	「抗菌薬の効果としては他にも色々ありますが、状況的に検査を保留にするという判断は私も支持したいと思います．注意点について患者さんに説明しましょうか．」
（患者さんを呼び入れ、症状の増悪や遷延などあれば再診とし、対症療法を行い帰宅となった．）	

その日の終業後の振り返りの際、研修医に何か印象に残った点がないか尋ねると、「咽頭炎について」と答えたため、教科書[2]を二人で読むこととした．その中で、正しいcentor scoreの項目の確認に加え、迅速抗原検査の感度と特異度、抗菌薬による治療効果など、普段研修医が意識していなかったという点についていくつか理解を深めることができた．そして、筆者としては診療方針について研修医の持つ価値観に基づく思考過程を尊重しつつ、shared decision makingの重要性を実感してもらえたのではないかと感じた．

【考察】一般的に、difficult learnerとは「その人を教えると欲求不満がたまったり、いらいらしたりする学習者」と定義されているが、必ずしも問題が学習者にあるわけではないことからdifficult teaching encounterと表現することが提唱されている[3]．

教育するのが難しいと感じたときの対応として、①「本当に問題であるか、そのことが事実であるか」という確認、②環境・システムの問題、指導者の問題、学習者の問題、両者の組み合わせの問題の4つの分類に分析、③学習者の問題があるとするとどの問題か（行動、態度、臨床能力の問題）を考えることが重要である[3]．本事例においては、当該研修医が今までの研修で大きなトラブルになったことはないとのことであったが、指導の際に筆者が感じる苛立ちは明らかに再現性があり、問題として扱うケースであると考えた．前述した評価の通り、今回の事例における問題は学習者である研修医と指導医である筆者の、医療における価値観の相違ではないかと考えた（組み合わせの問題）．組み合わせが悪い場合の対応の一つに、指導スタイルを変える手法があり、本事例においては、従来筆者がとっていた教育姿勢であるティーチングを、コーチング主体へ切り替えることで対応を試みた．以前の筆者であれば、何か質問を受けた際は自身の持つ知識や考えについてすぐに述べてしまいがちであったが、コーチングを意識することにより、先に研修医自身の考えを述べさせ、傾聴する姿勢を持つことができた．結果としては、少なくとも研修医に対して筆者が苛立ちを感じる場面は激減し、お互いが沈黙したまま議論が終わることは無くなった．毎日終業後に行っている振り返りの時間で表出される疑問の数も増え、お互いの考えを述べ合うことで研修医の持つ価値観への理解も深まり、2週間の研修期間を終了することができた．

今回の事例を通して、教育を行う対象である研修医はすでにそれなりの価値観や判断基準を有しており、それらに反するような内容をただ伝えるだけでは理解を得ることはできない[4]ということを実感することができた．また、指導スタイルを変更しなければならない状況に陥り、改めて自らが持つ教育技法のレパートリーの乏しさを自覚した．今後はfaculty developmentを通じて多様な学習者に対応できる様々な教育技法を身につけるため、次年度にfaculty developmentを含めた指導医としての総合的な資質に関する研鑽を積むことが可能なフェローシップに参加予定である．

【参考文献】
1) Gerberding JL, et al. Risk of exposure of surgical personnel to patients' blood during surgery at San Francisco General Hospital. N Engl J Med. 1990 Jun 21；322（25）：1788-93.
2) 青木 眞．レジデントのための感染症診療マニュアル 第2版．医学書院．2013：pp995-1000.
3) 尾藤誠司，藤沼康樹．決定版！スグに使える臨床研修指南の21原則．第一版．医学書院．2005：pp122-131.
4) 津田 武．臨床指導はこうやる．はる書房．2014：pp39-51.

● 1. なぜこのケースを選んだか？

専攻医 後期研修も最後の年を迎え，初期研修医の教育にも自信が出てきた時期でしたが，事例における研修医とのかかわりでは，これまでに感じたことのないフラストレーションを自覚しました．初期研修医は2週間の研修予定でしたが，1週目の終わり頃には「これ以上指導を続けるのは限界かもしれない」とまで思い悩む事態になっていました．自分自身，どうしてそのような思考回路に陥ったのかわからないまま，研修を中断することもできず，指導医の先生に泣きついたところ，「difficult teaching encouter：以下DTE」という概念を教えていただきました．その結果，自分の教育技法について客観的に振り返り，改善することで2週目をうまく乗り切ることができたため，教育分野のポートフォリオに選びました．

指導医 当時，同じ離島医師として別の離島診療所で勤務しておりました．連絡をもらったとき，普段は冷静な松澤先生が切羽詰まっていることが感じとれました．対面でのメンタリングはできなかったため，松澤先生に傾聴し，できるだけ状況を詳細に把握しようと努めました．そして，彼と初期研修医との間に医療に対する大きな考え方の違いがあることに気づき，そのギャップが彼の思考停止をもたらしていると考えました．もともと彼の思考が柔軟であったこともあり，新しいフレームワークとしてDTEを提示し，彼が置かれている状況を分析してもらうことにしました．

● 2. ポートフォリオ作成について難しかった点，スッキリした点

専攻医 難しかった点としてはDTEという新しいフレームワークについて，一から知識を得る必要があったことです．幸い，いくつかの参考文献に当たることは容易でしたので，理解を深めることができました．自分と研修医のかかわりのどこが問題なのか，どうしたらうまくいくのかを考えながら研修を継続できたことは大きな成功経験でした．また，私自身がいわゆる屋根瓦式が伝統の病院で頭ごなしに怒られることも多かった初期研修を受けてきて，いつのまにか私の研修医へのかかわり方が「ティーチング」主体となっていたことにも気づかされました．しかし，意識的に「コーチング」の姿勢をとり入れてみると，思っていた以上に研修医の考えを引き出すことができ，研修医の抱く価値観に共感することができました．研修終了後に提出される感想文でも，私のかかわり方が研修途中から変わったこと，そして研修態度について研修医自身も反省してお互い歩み寄る姿勢になっていたことについて記載されており，とてもよいフィードバックをいただけたと実感しています．

指導医 専攻医の指導で意識していたことは，彼らにどこまで情報を与え，自律性をもって学んでもらうかでした．情報過多や過小は学習者の学びを阻害するといわれており，常に学習者の成長を指導医が把握しておくことが重要だと思います．今回の事例については後期研修の3年目であり，自律した学習者と判断し，DTEというフレームワークを提示して，それ以降については自己学習してもらおうと考えました．彼自身でいくつかの先行文献にあたり，自己学習するなかで，自分の現在置かれている環境や今までの学習環境を相対化する機会になっていました．その後の振り返りのなかで，自身の背景の学びをもとに，教える相手である研修医の背景についても分析し，自分の教育方法を適切な形で適応しようという姿勢が生まれたように思えました．また，常に振り返る姿勢が身についているとも感じました．一

方で，もともと身についた教育姿勢を完全に変えることができなかったため，定期的な振り返りを行い，感情コントロールとnext stepを確認しながらかかわりを続けました．

まとめ

専攻医からのコメント

ポートフォリオを記載する際，えてして事後の振り返り（reflection on action）をもとにどの事例がどの領域に該当するのか選択していくことが多い印象がありますが，今回のように自分としても予期せぬ事態に遭遇し，なんとかその場を切り抜けるために指導医の先生と行った振り返り（reflection in action）をもとに記載することは，非常に深い学びにつながることを実感できました．

指導医からのコメント

離島で研修する医師との振り返りのなかで常に困難を感じていることは，指導医と専攻医との「物理的距離」です．指導医は専攻医の実際の診療風景を常には観察することはできません．そのため，実際の診療能力を遠隔コミュニケーションツールを使った定期的な振り返りやポートフォリオをもとに判断する必要があります．今回の経験を通して，専攻医と定期的な振り返りによって，彼らのことをより深く理解することが，指導医自身の効果的な振り返りや指導につながることを実感しました．今後も，専攻医と自分自身の学びを共有しながら，彼らの成長状況に合わせて教育できるように心がけたいと思います．

Profile

松澤廣希（Hiroki Matsuzawa）
手稲家庭医療クリニック
2016年3月沖縄県立中部病院 プライマリ・ケア医コース（島医者養成コース）修了
離島での研修はSolo practiceであり，自身と向き合いながら研鑽を積む毎日でした．辛く感じることも多かったですが，島民の方々にも温かく支えられ医師として成長することができたと思います．

太田龍一（Ryuichi Ohta）
雲南市立病院 地域ケア科
2015年3月沖縄県立中部病院 プライマリ・ケア医コース（島医者養成コース）修了
島根県の中山間地域で地域住民の方々が健康な生活をし，自分らしい暮らしを最期まで送れることを目標に活動しております．現在の興味は多職種連携と医学教育です．

羊土社おすすめ書籍 立ち読みコーナー

ついに増刊で登場！

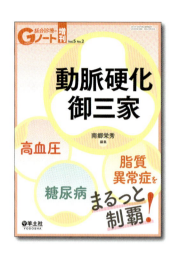

Gノート増刊　Vol.5 No.2
動脈硬化御三家
高血圧・糖尿病・脂質異常症をまるっと制覇！

南郷栄秀／編

- 定価（本体 4,800円＋税）　■ B5判
- 319頁　■ ISBN 978-4-7581-2328-0

患者さんに合わせた最適なマネジメントを行うために

スクリーニングからリスク評価，目標設定，患者指導，専門医との連携まで，エビデンスに基づいてわかりやすくまとめました！

目次

序　➡右ページで立ち読みできます！

第1章　スクリーニング，リスク評価
- 二次性高血圧のスクリーニングと専門医への紹介
- 2型糖尿病のスクリーニングと診断
- 動脈硬化リスクファクターと合併症
- 脂質異常症のスクリーニング
- 脂質異常症で必要な検査
- 心血管イベントリスクの評価方法

第2章　生活習慣の改善
- 高血圧に対する食事療法と運動療法のエビデンス
- 糖尿病に対する食事療法と運動療法のエビデンス
- 脂質異常症に対する食事療法のエビデンス
- エビデンスに基づいた実践的な禁煙指導

第3章　薬物療法
- 降圧薬の選び方
- 併存疾患による降圧薬の使い分け
- 患者さんに合わせた血糖コントロール目標の決め方
- 経口血糖降下薬，GLP-1受容体アゴニストの選び方
- インスリンの使い方 ～導入から患者さんへの説明まで
- 脂質異常症の治療　・どこまで下げればいいか
　　　　　　　　　　・スタチンの選び方・使い方
　　　　　　　　　　・スタチン以外の薬の使い方

第4章　診療場面別トピックス
- 救急外来での高血圧の診かた
- 思いもよらない糖尿病緊急症
- 周術期の血圧管理を任されたら？
- もう迷わない！入院中のスマートな血糖管理
- 家庭での血圧管理のしかた
　➡次々ページで立ち読みできます！
- 診療所外来，在宅での糖尿病管理のコツ
- 高齢者などの複雑症例に対する家庭医療からのアプローチ
- 小児・思春期の高血圧をどう診る？
- 小児・思春期の糖尿病をどう診る？
- 妊娠期の高血圧をどう診る？
- 周産期の耐糖能異常をどう診る？

第5章　専門医や他職種が求める総合診療医の動脈硬化診療
- 高血圧：専門医から
- 糖尿病：専門医から／看護師から／薬剤師から
- 脂質異常症：専門医から／薬剤師から

序

〈前略〉

　総合診療医は，医学生物学（bio-medical）的問題に加え，心理社会（psycho-social）的問題も取り扱います．しかし，心理社会的問題を強調するあまり医学生物学的問題が疎かになるようでは，医師の本分にもとると言わざるを得ません．頼れる総合診療医になるためには，医学生物学的知識や技術も，心理社会的問題への対処能力と同様に高めていかねばなりません．そしてそれは，EBMを駆使することで十分可能だと考えています．

　Gノート本誌を創刊して編集ボードに就任した際，総合診療医が，ありふれた病気について，エビデンスに基づいた質の高い診療を楽に提供できることをめざした特集を組みたいと考えました．2014年の創刊号は高血圧症（2014年4月号），翌年は糖尿病（2015年4月号），翌々年は脂質異常症（2016年4月号）を特集しましたが，思い描いていた内容にかなり近いものに仕上がり，おかげさまで読者の皆様には高い評価をいただきました．

　糖尿病診療は，糖尿病だけを診療するのでは不十分です．高血圧症も脂質異常症も同様で，血圧ばかり，コレステロールばかり診ているのではいけません．さまざまな因子が心血管疾患のリスクとなります．そのため，高血圧症，糖尿病，脂質異常症のそれぞれを独立に管理するのではなく，動脈硬化に関連する疾患や危険因子はすべて同時並行に包括的に考えていかなければなりません．そして，仕事や生活なども含めた個別の事情を考慮した最適なマネジメントを行う必要があります．

　本増刊は，これまで本誌で特集した高血圧症，糖尿病，脂質異常症の記事をまとめ，最新のエビデンスにアップデートして1冊の書籍にしたものです．それぞれの疾患に関する書籍やマニュアルはたくさん出版されていますが，これら"動脈硬化御三家"が1冊にまとめられているものはほとんどないと思います．これ1冊があれば完璧，エビデンスもまとまっていて，質の高い診療ができるという本をめざしました．

　本増刊の執筆には，教育も兼ねて当院の専攻医に挑戦してもらいました．改訂にあたって新たなエビデンスも多数出ていることがわかり，執筆・校正作業は非常に大変でしたが，とてもいい内容に仕上げてくれたと感謝しています．特に当院総合診療科の岡田 悟先生には，専攻医の指導で私をサポートしてもらい大変助かりました．さらに，各分野に造詣の深い先生方や医師以外の医療職の方に，どのように連携すればいいか本音を語っていただきました．特に，家庭医からの視点が重要と考え，本増刊では新規項目として，家庭医の重島祐介先生に複雑症例に対する家庭医療アプローチについてご執筆いただきました．これらの方々に協力を仰いだのは，多職種連携を重視する私のこだわりでした．この場を借りて心より御礼申し上げます．

　本増刊は病院総合診療医や家庭医をターゲットに執筆したものですが，総合診療医だけでなく，各専門家の先生方やプライマリ・ケアに従事する医師以外の医療職の方々にもお役立ていただけるものと自負しています．

　エビデンスはナマモノです．本増刊の内容もじきに陳腐なものになってしまうかもしれませんが，読者の皆さんの動脈硬化診療が少しでも質の高いものとなりますよう，執筆者一同願ってやみません．

2018年2月
東京北医療センター 総合診療科　**南郷栄秀**

第4章 診療場面別トピックス
外来・在宅

5 家庭での血圧管理のしかた

福井 謙

Point
- 家庭で血圧管理をするのは患者さん自身．意識を高めてもらうため，情報を提供しよう
- 家庭血圧の測定は，家庭での血圧管理のファーストステップ．家庭血圧に詳しくなろう
- ライフサイクルを考慮したり，周囲を巻き込むことで，患者さんに行動に移してもらおう

Keyword
家庭血圧　ライフサイクル　家族　スタッフ　地域

● はじめに

　本稿で私たちは家庭での血圧管理のしかたを勉強しますが，実際に家庭で血圧管理をするのは"患者さん自身"です．しかしながら普段の外来診療で高血圧患者さんと接していると，あまり治療に積極的でない患者さんもいます．そういった患者さんに家庭で血圧管理をお願いするのは時に難しく感じます．それでもあきらめず高血圧患者さんが家庭で血圧を管理できるようになるために，私たちはどのようなことに注意して指導すればよいか，まずは最初のステップから考えていきたいと思います．

症例

55歳，男性．山本さん（仮名）
1年前に会社の健康診断で高血圧を指摘されてから診療所に定期通院している．
既往歴：特になし
健診歴：会社の健康診断を毎年受けており高血圧以外の異常はない
家族歴：父親が高血圧
嗜　好：喫煙なし，機会飲酒あり
身体所見：BMI 26．血圧 145/90 mmHg．その他特記すべき所見なし（中略）

医師　　：山本さん，前回血圧が高くなっていたので家で血圧測ってもらうことにしていましたがどうでしたか？
山本さん：あ，血圧計買ってなかったな．いいよ先生，ここで測るし…
医師　　：まぁそうですけどねぇ…

症例の経過・その後

　後日，たまたま山本さんの奥さんが感冒でクリニックを受診した．その際，山本さんの血圧について聞いてみると「血圧が高いから塩分控えめの食事にしているのに，大丈夫だと言ってわざわざ塩を足して食べるんですよ」という話を聞いた．その話を山本さんにすると，「俺はジムで運動もしているから健康には自信があるし，ジムで血圧を測るとそんなに高くない」という話が聞けた．
　医師は「もしかすると今まで健康に自信があった分，高血圧であることを認めたくないのではないか．そうだよな，

もし自分が山本さんだったらショックかもな…」と少し山本さんに共感することができた．そこで血圧計を購入してもらう提案はしばらく控えて，ジムで測った血圧を記録してもらうようにお願いすると，了承してくれた．

また奥さんが積極的に食事管理をしていることがわかったので，今後折を見て看護師さんから奥さんに栄養指導をしてもらうことにした．

❶ 治療に積極的でないのは患者さんの責任？

高血圧患者さんは表1などの理由から治療に対する意識が低く，そのためか服薬の中断や，診察に来ること自体を止めてしまう場合も多いようです[2]．確かにそれは自分を患者におき換えても何かわかる気がしますよね．

しかし診療が忙しく，また自分の調子が悪いときなどはそういった患者さんへの共感を忘れて，「この患者さんの高血圧に対する意識が低く治療がうまくいかないのは，私の責任ではなく意思決定をした患者さんの責任だ」と考えてしまうことがあります．しかし，治療を途中で中断する患者さんの多くは十分な情報をもとに意思決定をしていないと言われています[2]．十分な情報を提供していないのは私たちの問題ですから，私たちにも責任があります．

❷ 家庭血圧に詳しくなろう

では家庭での血圧管理に関して私たちはどのような情報を提供するべきでしょうか？

本稿では，家庭血圧とその他の情報に分けてまとめました．今回は特に家庭血圧について詳しく解説しますので，患者さんへの説明に役立ててください．

1）家庭血圧について

a）家庭での血圧管理のファーストステップ

- 家庭血圧は診察室血圧と比べて予後予測能が優れていた[3]
- 家庭血圧を測定することでよりすみやかに降圧目標が達成できた[4]
- 治療参加率を高めた[5]
- 服薬アドヒアランスを改善させた[6]
- 家庭血圧測定のアドヒアランスが高かった対象では運動・食事に対するアドヒアランスも高かった[7]

など，家庭での血圧測定には数多くのメリットが報告されています．また白衣高血圧，白衣現象（効果），仮面高血圧の診断にも有用です．

つまり患者さんが家庭血圧を測ってくれるようになれば，家庭で血圧管理をする最初のステップになるかもしれません．手帳に記録して持ってきてくれればしめたものです．無料の血圧手帳を患者さんに渡しておくと，記録率が上がります．

（中略）

どのような状況であっても，測定された血圧はその患者さんの血圧です．ですから朝早く起きてパンをかじりながら血圧を測る患者さんの血圧値や，夜の晩酌が生きがいの患者さんが測った就寝前の血圧値が参考にならないということではありません．あくまで患者さんが血圧を測り血圧手帳につけて持ってきてくれたことに感謝して，その内容を検討することが医師-患者関係の向上や治療戦略につながるかと思います．

表1 ◆ 高血圧治療に対するアドヒアランスを下げる要因

患者や病気に関する要因
- 症状がない
- 慢性の状態
- 高血圧が治るわけではない
- 治療を止めてもすぐに悪影響はない
- 社会的な孤立
- 家庭環境の悪化
- 精神的に病んでしまう

治療に関する要因
- 長期の治療になる
- 治療が複雑になることもある
- 治療費の問題
- 薬の副作用の問題
- さまざまな生活習慣を変えていかなければならない
- ある一定期間のコースを経て治療が終わるというわけではない
- 診察までの待ち時間が長い

（文献1を参考に作成）

（続きはぜひ本書でご覧ください）

※各引用文献は本書をご参照ください

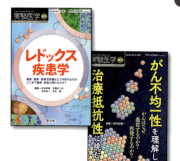

各研究分野を完全網羅した最新レビュー集

実験医学増刊号

年8冊発行【B5判】
定価（本体5,400円＋税）

Vol.36 No.5（2018年3月発行）

レドックス疾患学
酸素・窒素・硫黄活性種はどう作用するのか、
どこまで健康・疾患と関わるのか？

編集／赤池孝章, 本橋ほづみ, 内田浩二, 末松　誠

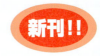
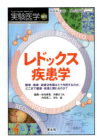

〈概論〉レドックス疾患学：レドックス制御の破綻による病態と新たな疾患概念
　　　　本橋ほづみ, 赤池孝章, 内田浩二, 末松　誠

1章　レドックスバイオロジーの新展開

Ⅰ．新たなレドックス応答分子と代謝シグナル制御

〈1〉活性イオウによる生体防御応答, エネルギー代謝と寿命制御
　　　　澤　智裕, 赤池孝章
〈2〉活性イオウとNOシグナル　　渡邊泰男, 居原　秀
〈3〉活性イオウによるミトコンドリア機能制御
　　　　西田基宏, 西村明幸, 下田　翔
〈4〉金属と原子の相互作用を解き明かすラマンイメージング
　　―原子間振動から読みとるメタボロミクスと疾患
　　　　末松　誠, 納谷昌之, 塩田芽実, 山添昇吾,
　　　　久保亜紀子, 菱木貴子, 梶村眞弓, 加部泰明

Ⅱ．レドックス応答と細胞機能制御

〈5〉NADPHオキシダーゼ（Nox）によるレドックスシグナル制御
　　　　住本英樹
〈6〉レドックス状態変動への生体適応を担うTRPチャネル
　　　　黒川竜紀, 森　泰生
〈7〉ASK1キナーゼによるレドックスシグナル制御
　　―多彩な翻訳後修飾を介したシグナル制御と
　　その破綻による疾患　　松沢　厚, 一條秀憲
〈8〉糖代謝とレドックス制御　久下周佐, 色川隼人

Ⅲ．レドックスとストレス応答

〈9〉Keap1による多様なストレス感知機構
　　　　鈴木隆史, 山本雅之
〈10〉レドックス制御による小胞体恒常性維持機構の解明
　　―還元反応の場としての小胞体　　潮田　亮
〈11〉チオレドキシンファミリーとエネルギー代謝　久堀　徹
〈12〉生体膜リン脂質のレドックス制御によるフェロトーシス制御
　　　　今井浩孝

2章　レドックスと疾患

〈1〉ATF4とNrf2によるミトコンドリアホメオスタシス制御
　　　　葛西秋宅, 對馬迪子, 伊東　健
〈2〉環境中親電子物質エクスポソームとその制御因子としての活性イオウ分子
　　　　熊谷嘉人
〈3〉RNAイオウ編集の分子機構と代謝疾患
　　　　魏　范研, 富澤一仁

〈4〉セレノプロテインPによるレドックス制御と2型糖尿病
　　　　斎藤芳郎, 野口範子, 御簾博文, 篁　俊成
〈5〉チオレドキシンと心疾患　　佐渡島純一
〈6〉レドックスと呼吸器疾患　杉浦久敏, 一ノ瀬正和
〈7〉心筋におけるニトロソ化とリン酸化のクロストーク
　　　　入江友哉, 市瀬　史
〈8〉軽いは重い？
　　―神経変性疾患の発症における一酸化窒素の働きについて
　　　　高杉展正, 上原　孝
〈9〉消化管環境に存在するレドックス関連ガス状分子種と消化管疾患　　内藤裕二
〈10〉活性酸素による核酸の酸化と老化関連疾患
　　―発がんから神経変性まで　　中別府雄作
〈11〉フェロトーシスとレドックス生物学・疾患とのかかわり
　　　　豊國伸哉
〈12〉NRF2依存性難治がんの成立機構とその特性
　　　　北村大志, 本橋ほづみ
〈13〉レドックス変化に応答した細胞内Mg^{2+}量の調節
　　　　山崎大輔, 三木裕明
〈14〉酸化ストレスと腎障害　　鈴木健弘, 阿部高明
〈15〉内耳の酸化障害とその防御機構　本蔵陽平, 香取幸夫
〈16〉眼疾患と酸化ストレス　　國方彦志, 中澤　徹
〈17〉骨粗鬆症の酸化ストレス病態
　　　　宮本洋一, 金子児太郎, 上條竜太郎
〈18〉放射線障害における生物学的応答を介した酸化ストレス亢進機構　　小野寺康仁

3章　レドックスの検出手法, 応用など

〈1〉レドックスイメージングのための蛍光プローブ開発
　　　　花岡健二郎, 浦野泰照
〈2〉光制御型活性酸素, 窒素酸化物, イオウ放出試薬の開発
　　　　中川秀彦
〈3〉活性イオウメタボローム：イオウ代謝物とレドックスバイオマーカー
　　　　井田智章, 西村　明, 守田匡伸
〈4〉質量分析による電子伝達体小分子のイメージング　杉浦悠毅
〈5〉レドックス活性鉄イオンイメージング　　平山　祐
〈6〉低酸素応答とレドックスシグナル　武田憲彦, 南嶋洋司
〈7〉脂質異常症に関連したタンパク質のS-チオール化
　　　　中島史恵, 柴田貴広, 内田浩二

発行　羊土社　YODOSHA
〒101-0052　東京都千代田区神田小川町2-5-1　TEL 03(5282)1211　FAX 03(5282)1212
E-mail：eigyo@yodosha.co.jp
URL：www.yodosha.co.jp/

ご注文は最寄りの書店, または小社営業部まで

総合診療の現場にオススメ！
ハンディ版 ベストセラー厳選入門書シリーズ

誰もが知りたい臨床の基本を、とにかく親切にわかりやすく解説！
ハンディな、大好評の入門シリーズです！

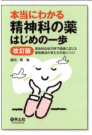

本当にわかる
精神科の薬
はじめの一歩　改訂版
具体的な処方例で経過に応じた
薬物療法の考え方が身につく！

新刊

稲田　健／編
■定価（本体3,300円＋税）　■A5判
■285頁　■ISBN978-4-7581-1827-9

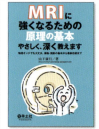

MRIに強くなるための
原理の基本
やさしく、深く教えます
物理オンチでも大丈夫。
撮像・読影の基本から最新技術まで

新刊

山下康行／著
■定価（本体3,500円＋税）　■A5判
■166頁　■ISBN978-4-7581-1186-7

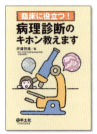

臨床に役立つ！
病理診断の
キホン教えます

伊藤智雄／編
■定価（本体3,700円＋税）　■A5判
■211頁　■ISBN978-4-7581-1812-5

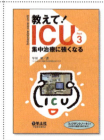

教えて！
ICU　Part3
集中治療に強くなる

早川　桂／著
■定価（本体3,900円＋税）　■A5判
■229頁　■ISBN978-4-7581-1815-6

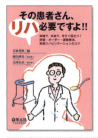

その患者さん、
リハ必要ですよ!!
病棟で、外来で、今すぐ役立つ！
評価・オーダー・運動療法、
実践リハビリテーションのコツ

若林秀隆／編、岡田唯男、北西史直／編集協力
■定価（本体3,500円＋税）　■A5判
■270頁　■ISBN978-4-7581-1786-9

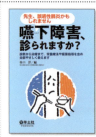

先生、誤嚥性肺炎かもしれません
嚥下障害、
診られますか？
診断から治療まで、栄養療法や服薬指導を
含め全部やさしく教えます

谷口　洋／編
■定価（本体3,400円＋税）　■A5判
■231頁　■ISBN978-4-7581-1776-0

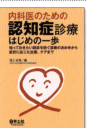

内科医のための
認知症診療
はじめの一歩
知っておきたい誤診を防ぐ診断の
決め手から症状に応じた治療、ケアまで

浦上克哉／編
■定価（本体3,800円＋税）　■A5判
■252頁　■ISBN978-4-7581-1752-4

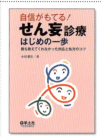

自信がもてる！
せん妄診療
はじめの一歩
誰も教えてくれなかった
対応と処方のコツ

小川朝生／著
■定価（本体3,300円＋税）　■A5判
■191頁　■ISBN978-4-7581-1758-6

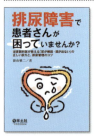

排尿障害で
患者さんが
困っていませんか？
泌尿器科医が教える「尿が頻回・尿が出ない」
の正しい診方と、排尿管理のコツ

影山慎二／著
■定価（本体3,700円＋税）　■A5判
■183頁　■ISBN978-4-7581-1794-4

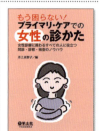

もう困らない！
プライマリ・ケアでの
女性の診かた
女性診療に携わるすべての人に役立つ
問診・診察・検査のノウハウ

井上真智子／編
■定価（本体3,600円＋税）　■A5判
■182頁　■ISBN978-4-7581-1765-4

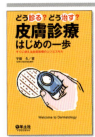
どう診る？どう治す？
皮膚診療 はじめの一歩
すぐに使える皮膚診療のコツとスキル

宇原 久／著
■定価（本体3,800円＋税）　■A5判
■262頁　ISBN978-4-7581-1745-6

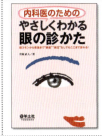
内科医のための
やさしくわかる 眼の診かた
超コモンから救急まで"眼底""眼圧"なしでもここまで診れる！

若原直人／著
■定価（本体3,700円＋税）　■A5判
■231頁　ISBN978-4-7581-1801-9

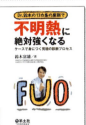
Dr.鈴木の 13カ条の原則で 不明熱に絶対強くなる
ケースで身につく究極の診断プロセス

鈴木富雄／著
■定価（本体3,400円＋税）　■A5判
■174頁　ISBN978-4-7581-1768-5

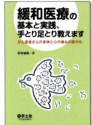
緩和医療の基本と実践、手とり足とり教えます
がん患者さんの身体と心の痛みの診かた

沢村敏郎／著
■定価（本体3,300円＋税）　■A5判
■207頁　ISBN978-4-7581-1766-1

内科医のための
不眠診療 はじめの一歩
誰も教えてくれなかった対応と処方のコツ

小川朝生，谷口充孝／編
■定価（本体3,500円＋税）　■A5判
■221頁　ISBN978-4-7581-1730-2

あらゆる診療科で役立つ！
腎障害・透析患者を受けもったときに困らないためのQ&A

小林修三／編
■定価（本体3,800円＋税）　■A5判
■351頁　ISBN978-4-7581-1749-4

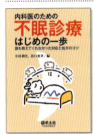
Dr.浅岡の本当にわかる
漢方薬
日常診療にどう活かすか？
漢方薬の特徴、理解の仕方から実践まで解説．さまざまな疑問の答えがみつかる！

浅岡俊之／著
■定価（本体3,700円＋税）　■A5判
■197頁　ISBN978-4-7581-1732-6

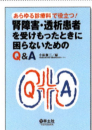
診断に自信がつく
検査値の読み方 教えます！
異常値に惑わされない病態生理と検査特性の理解

野口善令／編
■定価（本体3,600円＋税）　■A5判
■318頁　ISBN978-4-7581-1743-2

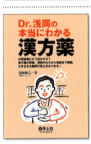
モヤモヤ解消！
栄養療法に もっと強くなる
病状に合わせて効果的に続けるためのおいしい話

清水健一郎／著
■定価（本体3,500円＋税）　■A5判
■247頁　ISBN978-4-7581-0897-3

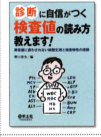
治療が劇的にうまくいく！
高齢者の栄養 はじめの一歩
身体機能を低下させない疾患ごとの栄養管理のポイント

大村健二，葛谷雅文／編
■定価（本体3,600円＋税）　■A5判
■221頁　ISBN978-4-7581-0896-6

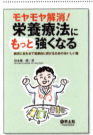
胸部X線・CTの読み方 やさしくやさしく 教えます！

中島 啓／著
■定価（本体3,600円＋税）　■A5判
■237頁　ISBN978-4-7581-1185-0

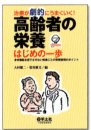
あてて見るだけ！
劇的！救急エコー塾
ABCDの評価から骨折、軟部組織まで、ちょこっとあてるだけで役立つ手技のコツ

鈴木昭広／編
■定価（本体3,600円＋税）　■A5判
■189頁　ISBN978-4-7581-1747-0

日常診療に役立つ！
羊土社 春の新刊・オススメ書籍

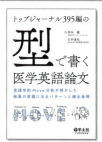

トップジャーナル395編の「型」で書く医学英語論文
言語学的Move分析が明かした執筆の武器になるパターンと頻出表現

新刊

河本　健，石井達也／著
■定価（本体 2,600円＋税）　■A5判
■149頁　■ISBN978-4-7581-1828-6

論文を12のパート（Move）に分け，書き方と頻出表現を解説

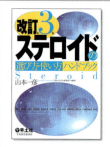

改訂第3版 ステロイドの選び方・使い方ハンドブック

新刊

山本一彦／編
■定価（本体 4,300円＋税）　■B6判
■375頁　■ISBN978-4-7581-1822-4

ステロイド使用の基本から減量・中止時期までを網羅した1冊！

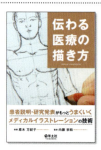

伝わる医療の描き方
患者説明・研究発表がもっとうまくいくメディカルイラストレーションの技術

新刊

原木万紀子／著，内藤宗和／監
■定価（本体 3,200円＋税）　■B5判
■143頁　■ISBN978-4-7581-1829-3

プレゼンにイラストが必要？探すより自作してみませんか！

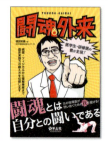

闘魂外来
―医学生・研修医の君が主役！
病歴・フィジカルから情報検索まで臨床実践力の鍛え方を伝授します

新刊

徳田安春／編
■定価（本体 3,000円＋税）　■B5判
■206頁　■ISBN978-4-7581-1825-5

教科書にはない臨床のリアルを超人気指導医が熱くレクチャー！

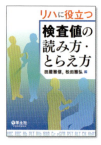

リハに役立つ検査値の読み方・とらえ方

新刊

田屋雅信，松田雅弘／編
■定価（本体 3,400円＋税）　■A5判
■272頁　■ISBN978-4-7581-0227-8

検査値の異常値と，理学療法の結びつきがこの1冊でわかる！

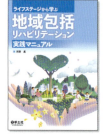

ライフステージから学ぶ地域包括リハビリテーション実践マニュアル

新刊

河野　眞／編
■定価（本体 4,000円＋税）　■B5判
■302頁　■ISBN978-4-7581-0229-2

地域はあなたを待っている！
地域包括ケア時代のリハマニュアル！

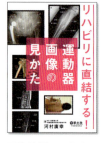

リハビリに直結する！運動器画像の見かた

河村廣幸／編
■定価（本体 4,800円＋税）　■B5判
■279頁　■ISBN978-4-7581-0223-0

画像診断ではなく，理学療法のための画像の見かたがわかる！

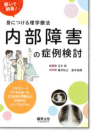

解いて納得！身につける理学療法 内部障害の症例検討
エキスパートPTが出会った20症例の問題点と効果的なリハプログラム

玉木　彰／編，
森沢知之，宮本俊朗／編集協力
■定価（本体 4,300円＋税）　■B5判
■237頁　■ISBN978-4-7581-0226-1

どんな患者さんに出会っても適切な介入ができるようになる！

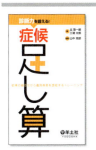
診断力を鍛える！
症候足し算
症候の組合せから鑑別疾患を想起するトレーニング

山中克郎／監,
北　啓一朗, 三浦太郎／著
■定価（本体 2,800円＋税）　■B6変型判
■215頁　■ISBN978-4-7581-1817-0

医学部で実際に使われている教材を,
臨床現場向けにパワーアップ

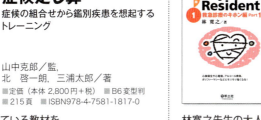
改訂版
ステップビヨンドレジデント1
救急診療のキホン編　Part1
心肺蘇生や心電図、アルコール救急、
ポリファーマシーなどにモリモリ強くなる！

林　寛之／著
■定価（本体 4,500円＋税）　■B5判
■400頁　■ISBN978-4-7581-1821-7

林寛之先生の大人気シリーズ第1巻,
待ちに待った改訂版！

Gノート別冊
Common Disease の診療ガイドライン
総合診療における診断・治療の要点と現場での実際の考え方

横林賢一, 渡邉隆将, 齋木啓子／編
■定価（本体 4,600円＋税）　■B5判
■319頁　■ISBN978-4-7581-1809-5

ガイドラインの要点と,
ガイドラインには載っていないエビデンス

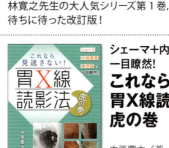
シェーマ＋内視鏡像＋病理像で一目瞭然！
これなら見逃さない！
胃X線読影法 虎の巻

中原慶太／著
■定価（本体 6,000円＋税）　■B5判
■309頁　■ISBN 978-4-7581-1058-7

5つのStepで読影を習得,
正確な診断が自然と身につく！

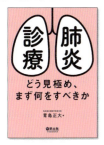
肺炎診療
―どう見極め、まず何をすべきか

青島正大／編
■定価（本体 3,800円＋税）　■B5判
■159頁　■ISBN978-4-7581-1811-8

これだけは知っておきたい,
肺炎診療のエッセンスを凝縮！

咳の診かた、止めかた
ガイドラインだけではわからない
日常診療の疑問に答えます！

藤森勝也／編
■定価（本体 4,200円＋税）　■B5判
■247頁　■ISBN978-4-7581-1795-1

「なんとなく咳をみる」からの脱却に
必要な情報がすべてつまった1冊！

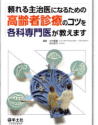
頼れる主治医になるための
高齢者診療のコツを各科専門医が教えます

木村琢磨, 松村真司／編
■定価（本体 3,900円＋税）　■A5判
■207頁　■ISBN978-4-7581-1771-5

高齢者診療で悩むさまざまな臨床問題への対応を伝授．
これで専門外の問題にも自信をもって対応できる！

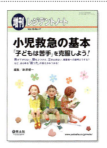
レジデントノート増刊 Vol.19 No.17
小児救急の基本
「子どもは苦手」を克服しよう！
熱が下がらない、頭をぶつけた、泣き止まない、保護者への説明どうする？など、あらゆる「困った」の答えがみつかる！

鉄原健一／編
■定価（本体 4,700円＋税）　■B5判
■268頁　■ISBN978-4-7581-1603-9

「成人とどこまで一緒でどこから違うか」の
境界を意識して解説！

日常診療に役立つ！
羊土社 春の新刊・オススメ書籍

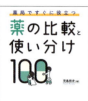

薬局ですぐに役立つ 薬の比較と使い分け100

児島悠史／著

- 定価（本体 3,800円＋税）　■ B5判
- 423頁　■ ISBN978-4-7581-0939-0

約730の参考文献をもとに
類似薬どうしを徹底比較！

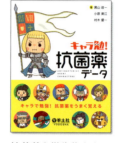

キャラ勉！抗菌薬データ

黒山政一，小原美江，村木優一／著

- 定価（本体 2,400円＋税）　■ A5変型判
- 205頁　■ ISBN978-4-7581-1816-3

抗菌薬と微生物をキャラクター化！
抗菌薬の特徴や使い方を楽しく覚えられる入門書！

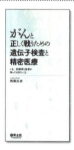

がんと正しく戦うための遺伝子検査と精密医療
いま、医療者と患者が知っておきたいこと

西原広史／著

- 定価（本体 3,200円＋税）　■ B5変型判
- 136頁　■ ISBN978-4-7581-1819-4

個々人に最適ながん治療（プレシジョン・メディシン）
実践の手引

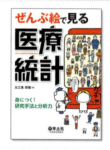

ぜんぶ絵で見る医療統計
身につく！研究手法と分析力

比江島欣慎／著

- 定価（本体 2,600円＋税）　■ A5判
- 178頁　■ ISBN978-4-7581-1807-1

医学研究の実施と読解に必要な統計の考え方が
"見る見る"わかる

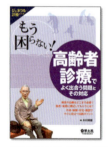

もう困らない！
高齢者診療でよく出合う問題とその対応
検査や治療はどこまで必要？ 患者・家族に満足してもらうには？ 外来・病棟・在宅・施設ですぐに役立つ実践ポイント

木村琢磨／編

- 定価（本体 4,500円＋税）　■ B5判
- 276頁　■ ISBN978-4-7581-1500-1

高齢者診療で悩んだらこの一冊！
在宅や施設診療でも役立つ！

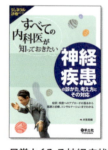

すべての内科医が知っておきたい
神経疾患の診かた、考え方とその対応
症状・疾患へのアプローチの基本から鑑別と治療、コンサルテーションまでわかる

大生定義／編

- 定価（本体 5,200円＋税）　■ B5判
- 374頁　■ ISBN 978-4-7581-1502-5

日常よくみる神経症状を，どう考え，
どう診るべきかよくわかる！

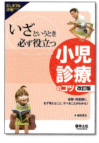

いざというとき必ず役立つ
小児診療のコツ 改訂版
症候・疾患別に、まず考えること、すべきことがわかる！

細谷亮太／編

- 定価（本体 4,500円＋税）　■ B5判
- 284頁　■ ISBN978-4-7581-1501-8

よく出会う症候や疾患への対処が
すぐわかる！ すぐできる！

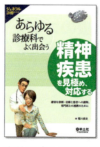

あらゆる診療科でよく出会う
精神疾患を見極め、対応する
適切な診断・治療と患者への説明、専門医との連携のために

堀川直史／編

- 定価（本体 4,700円＋税）　■ B5判
- 284頁　■ ISBN 978-4-7581-1503-2

内科やプライマリケアで必携！
精神疾患への適切な対応が身につく

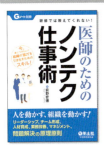

Gノート別冊
研修では教えてくれない！
医師のための
ノンテク仕事術
人を動かす、組織を動かす！
リーダーシップ、チーム形成、人材育成、業務改善、
マネジメント、問題解決の原理原則

前野哲博／編

- 定価（本体 3,500 円＋税）　■ A5 判
- 182 頁　■ ISBN978-4-7581-1792-0

今こそ身につけたい組織の"底力"を
引き出すためのスキル！

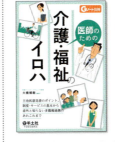

Gノート別冊
医師のための
介護・福祉のイロハ
主治医意見書のポイント、制度・サービスの
基本から意外と知らない多職種連携の
あれこれまで

大橋博樹／編

- 定価（本体 3,600 円＋税）　■ A5 判
- 263 頁　■ ISBN978-4-7581-1790-6

日常診療に役立つ介護・福祉の基礎知識と
すぐに使えるコツが満載

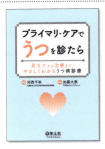

プライマリ・ケアで
うつを診たら
見立てから治療まで、
やさしくわかるうつ病診療

河西千秋／編著、加藤大慈／共著

- 定価（本体 3,000 円＋税）　■ A5 判
- 206 頁　■ ISBN978-4-7581-1787-6

本当に知りたかったうつ病診療の
エッセンスが詰まった1冊！

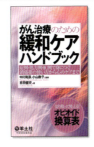

がん治療のための
緩和ケアハンドブック
症例・処方例・IC例で身につく！
鎮痛薬の使い方から心のケアまで

吉田健史／著、中川和彦、小山敦子／監

- 定価（本体 3,600 円＋税）　■ B6 変型判
- 336 頁　■ ISBN978-4-7581-1803-3

薬の使い方に加え，つらさを癒す声かけや
IC の具体例が満載！

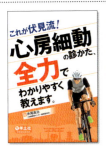

これが伏見流！
心房細動の診かた、
全力でわかりやすく
教えます。

赤尾昌治／編

- 定価（本体 3,600 円＋税）　■ A5 判
- 255 頁　■ ISBN978-4-7581-0757-0

リアルワールドでの心房細動診療を
「全力」で「具体的に」解説！

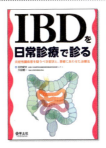

IBDを
日常診療で診る
炎症性腸疾患を疑うべき症状と、
患者にあわせた治療法

日比紀文，久松理一／編

- 定価（本体 5,000 円＋税）　■ B5 判
- 256 頁　■ ISBN978-4-7581-1060-0

潰瘍性大腸炎とクローン病の診断と治療が
1冊でよくわかる！

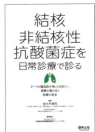

結核・非結核性抗酸菌症
を日常診療で診る
すべての臨床医が知っておきたい、
診断の進め方と治療の基本

佐々木結花／編、特定非営利活動法人 非結核性抗酸菌症研究コンソーシアム／編集協力

- 定価（本体 4,500 円＋税）　■ B5 判
- 207 頁　■ ISBN978-4-7581-1802-6

すべての医師に役立つ,
結核・NTM症の診断と治療の入門書！

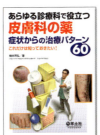

あらゆる診療科で役立つ
皮膚科の薬
症状からの治療パターン60
これだけは知っておきたい！

梅林芳弘／著

- 定価（本体 3,800 円＋税）　■ A5 判
- 158 頁　■ ISBN978-4-7581-1741-8

症状ごとの治療パターンを伝授！
「こんな症状にはこの薬」が明快にわかる！

Book Information

画像診断に絶対強くなる ツボをおさえる！
診断力に差がつくとっておきの知識を集めました

近刊
4月上旬発行予定

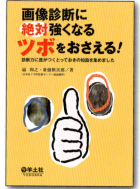

著／扇 和之，東條慎次郎
- 定価（本体 3,600円+税）
- A5判
- 158頁
- ISBN978-4-7581-1187-4

● 「ワンポイントレッスン」の扇先生が教える，画像診断の「ツボ」！
● 解剖，鑑別，画像の見方など画像診断がスムース・的確になる知識の要点だけをギュッと集めました

明日から役立つ！知っておきたい画像診断の基礎知識．

リハに役立つ 検査値の読み方・とらえ方

新刊

編集／田屋雅信，松田雅弘
- 定価（本体 3,400円+税）
- A5判
- 272頁
- ISBN978-4-7581-0227-8

● 各検査値の基準値をグラフ化！異常値の原因・症状が一目でわかる！
● リハスタッフが確認すべきこと，リハの中止基準，疾患ごとの検査値を丁寧に解説．case studyもあるので臨床ですぐ活かせる！

検査値の異常値と，理学療法の結びつきがこの1冊でわかる！

確実に身につく PCIの基本とコツ 第3版
カラー写真と動画でわかる
デバイスの選択・基本手技と施行困難例へのテクニック

新刊

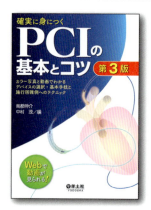

編集／南都伸介，中村 茂
- 定価（本体 8,800円+税）
- B5判
- 366頁
- ISBN978-4-7581-0758-7

● 新たに紙面をオールカラー化し，Web動画を付録として追加！ 豊富な画像・イラストによる手技の解説がよりわかりやすくなりました！
● これから学び始める初心者にも経験豊富な熟練者にもオススメです

PCIの入門&実践マニュアルの定番書，待望の最新版！

発行 羊土社 YODOSHA
〒101-0052 東京都千代田区神田小川町2-5-1 TEL 03(5282)1211 FAX 03(5282)1212
E-mail：eigyo@yodosha.co.jp
URL：www.yodosha.co.jp/

ご注文は最寄りの書店，または小社営業部まで

お知らせ

「ERアップデート in 沖縄 2018」開催のご案内

「明日から使える！」日常の研修ではなかなか学ぶことのできない知識や技術が満載の「ERアップデート」は，25回目の開催となる2018年の夏も，南国沖縄でハイレベルな勉強と遊び心に満ちた3日間をご用意しております！全国から集う，熱い志を抱いた研修医の先生方と，共に磨き合う，かけがえのない時間を過ごしてみませんか？この機会にぜひ，ご参加ください！！

【日　程】2018年7月6日（金）～8日（日）
【会　場】Royal Hotel 沖縄残波岬
【主対象】臨床研修医（後期含む）/ 一般臨床医・指導医
【定　員】120名（定員になり次第締切）
【参加費用】63,000円（消費税込）
【講師（敬称略・五十音順）】
　井村　洋（飯塚病院 総合診療科 部長）
　上田剛士（洛和会丸太町病院 救急・総合診療科 部長）
　小淵岳恒（福井大学医学部附属病院 救急部講師 兼 医局長）
　今　明秀（八戸市立市民病院 病院長 兼 臨床研修センター所長）
　寺澤秀一（福井大学医学部 地域医療推進講座 特命教授）
　徳田安春（群星沖縄臨床研修センター プロジェクトリーダー 兼 センター長）
　林　寛之（福井大学医学部附属病院 総合診療部 教授）
　箕輪良行（みさと健和病院 救急総合診療研修顧問）
【お問い合わせ先】株式会社エスミ
　東京都中野区本町4-44-18 ヒューリック中野ビル8F
　TEL：03-5385-7321　FAX：03-5385-8750
＊詳細は https://www.erupdate.jp/ をご覧ください．

第3回 IGMF（International General Medicine Festival）in 福井 参加者募集！（5/19～20）

横断的診療を得意とする専門家たちが集い，知識・技術を共有するお祭りです．研修医から後期研修医・ベテランまで，救急，集中治療，総合診療，家庭医，小児救急を盛りだくさんに深く網羅して最新知識が学べます．目まぐるしい short lecture や体を動かす workshop まで，はたまた国際的講義体験までできます．さらにあなたがステップアップするチャンス！
ついに第3回目は福井開催となりました．永平寺や恐竜博物館に足を延ばすのもいかが？お申し込みはホームページから．例年すぐにいっぱいになってしまうので，申し込みはお早めに．
　　　　　　　　　　　　　　　　文責：福井大学　林　寛之

【日　程】2018年5月19日（土）～20日（日）
【会　場】福井大学医学部附属病院 臨床教育研修センター＆福井メディカルシミュレーションセンター
【主対象】救急・総合診療，家庭医，集中治療，小児医療などに興味のある医師であればどなたでも．
【定　員】100名
【参加費用】2018年4月18日（水）まで：18,000円
　　　　　2018年4月19日（木）以降：20,000円
【お問い合わせ先】第3回IGMF　事務局
　福井大学医学部附属病院　救急部・総合診療部 医局
　福井県吉田郡永平寺町松岡下合月23-3
　TEL：0776-61-3111　FAX：0776-61-8127
　e-mail：igmf2018@yahoo.co.jp
＊詳細は http://igmf2018.com/ をご覧ください．

平成30年度第24期 広島精神分析セミナー

今日，幅広い臨床現場で，メンタルヘルスの知見が必要とされています．広島精神分析セミナーは力動精神医学を中心としたメンタルヘルスの最新情報を提供することを目的に，平成7年から運営しています．精神科医，心療内科医，小児科医，総合内科医などの参加を強く期待しております．

【期　日】平成30年4月22日（日）より
【会　場】広島市精神保健福祉センター
【主　催】広島精神精神医学研究会
【実行委員長】浅田　護（浅田病院院長）
【代　表】衣笠隆幸（広島精神分析医療クリニック院長，元日本精神分析協会会長）
【内　容】力動的精神医学
【問い合わせ（事務局）】
　広島精神分析医療クリニック
　〒730-0037
　広島市中区中町1-3 ダイヤ並木ビル6F
　Tel：082-545-1070, Fax：082-545-1071

編集部がGノート最新情報をお届けします

 Facebook
▶ www.facebook.com/gnoteyodosha/

 Twitter
▶ twitter.com/yodosha_GN

ときどき編集の裏側もおみせします！

◇◆◇◆◇ 「Gノート」取扱書店一覧 ◇◆◇◆◇

羊土社の既刊書籍やバックナンバーを店頭に備えております．どうぞご利用ください．

＜北海道＞
札幌	紀伊國屋書店　札幌本店	011-231-2131
	コーチャンフォー　美しが丘店	011-889-2000
	コーチャンフォー　札幌ミュンヘン大橋店	011-817-4000
	コーチャンフォー　新川通り店	011-769-4000
	札幌医科大学丸善大学書房	011-616-0057
	三省堂書店　札幌店	011-209-5600
	北海道大学生協　書籍部北部店	011-747-2182
	MARUZEN＆ジュンク堂書店　札幌店	011-223-1911
小樽	喜久屋書店　小樽店	0134-31-7077
函館	昭和書房	0138-54-3316
旭川	コーチャンフォー　旭川店	0166-76-4000
	三省堂書店　旭川医大店	0166-68-2773
	ジュンク堂書店　旭川店	0166-26-1120
北見	コーチャンフォー　北見店	0157-26-1122

＜東 北＞
青森	紀伊國屋書店　弘前店	0172-36-4511
	ジュンク堂書店　弘前中三店	0172-34-3131
	弘前大学生協　医学部店書籍部	0172-35-3275
	宮脇書店　青森本店	017-721-1080
岩手	エムズエクスポ　盛岡店	019-648-7100
	ジュンク堂書店　盛岡店	019-601-6161
	東山堂　北日本医学書センター	019-637-3831
	丸善　岩手医科大学売店	0196-51-7452
	丸善　岩手医科大学矢巾売店	019-697-1651
宮城	アイエ書店	022-738-8670
	東北大学生協　星陵店書籍部	022-275-1093
	丸善仙台アエル店	022-264-0151
	ヤマト屋書店　仙台三越店	022-393-8541
秋田	秋田大学生協　医学部店	0188-31-5806
	ジュンク堂書店　秋田店	018-884-1370
	西村書店　秋田MB	018-835-9611
山形	高陽堂書店	0236-31-6001
	山形大学生協　飯田店書籍部	0236-42-4590
福島	紀伊國屋書店　福島県立医科大学ブックセンター	0245-48-2533
	ジュンク堂書店　郡山店	024-927-0440

＜関 東＞
茨城	ACADEMIA　イーアスつくば店	029-868-7407
	丸善筑波大学医学学群売店	0298-58-0424
栃木	うさぎや　自治医大店	0285-44-7637
	大学書房　自治医大店	0285-44-8061
	大学書房　獨協医大店	0282-86-2850
	廣川書店　獨協医大店	0282-86-2960
群馬	紀伊國屋書店　前橋店	027-220-1830
	群馬大学生協　昭和店	027-233-9558
	戸田書店　高崎店	027-363-5110
	廣川書店　高崎本店	0273-22-4804
	廣川書店　前橋店	027-231-3077
埼玉	紀伊國屋書店　さいたま新都心店	048-600-0830
	三省堂ブックポート大宮	048-646-2600
	大学書房　大宮店	048-648-5643
	戸田書店　熊谷店	048-599-3232
	Book Depot 書楽	048-859-4946
	文光堂書店　埼玉医科大学店	0492-95-2170
千葉	紀伊國屋書店　流山おおたかの森店	04-7156-6111
	くまざわ書店　ペリエ千葉本店	043-202-2900
	三省堂書店　千葉そごうブックセンター	043-245-8331
	志学書店	043-224-7111
	志学書店　日本医科大店	0476-99-1170
	ジュンク堂書店　南船橋店	047-401-0330
	千葉大学生協　亥鼻店	043-222-4912
	丸善　津田沼店	0474-70-8313
神奈川	ACADEMIA　港北店	045-941-3320
	紀伊國屋書店　聖マリアンナ医大売店	044-977-8721
	紀伊國屋書店　横浜店	045-450-5901
	三省堂書店　新横浜店	045-478-5520
	ジュンク堂書店　藤沢店	0466-52-1211
	阪急ブックファースト　青葉台店	045-989-1781
	丸善　ラゾーナ川崎店	044-520-1869
	有隣堂　本店医学書センター	045-261-1231
	有隣堂　北里大学売店	0427-78-5201
	有隣堂　横浜西口医学書センター	045-311-6265
	横浜市立大学生協医学部福浦店	045-785-0601

＜東 京＞
千代田区	三省堂書店本店メディカルブックセンター	03-3233-3312
	三省堂書店有楽町店	03-3292-7653
	丸善　お茶の水店	03-3295-5581
	丸善　丸の内本店	03-5288-8881
中央区	丸善　日本橋店	03-3272-7211
	八重洲ブックセンター	03-3281-1811
港区	文永堂書店（慈恵医大内）	03-3431-5805
	明文館（慈恵医大内）	03-3431-6671
新宿区	紀伊國屋書店　新宿本店	03-3354-0131
	慶應義塾大学生協　信濃町店	03-3341-6355
	三省堂書店　女子医大店	03-3203-8346
	ブックファースト新宿店	03-5339-7611
文京区	東京医科歯科大学生協	03-3818-5232
	東京大学生協　本郷書籍部	03-3811-5481
	文光堂書店　本郷店	03-3815-3521
	文光堂書店　日医店	03-3824-3322
	鳳文社	03-3811-7700
品川区	医学堂書店	03-3783-9774
	昭和大学生協	03-3784-8268
大田区	東邦稲垣書店	03-3766-0068
	丸善　東邦大学売店	03-5753-1466
世田谷区	紀伊國屋書店　玉川高島屋店	03-3709-2091
渋谷区	MARUZEN＆ジュンク堂書店　渋谷店	03-5456-2111
豊島区	三省堂書店　池袋本店	03-6864-8900
	ジュンク堂書店　池袋店	03-5956-6111
板橋区	文光堂書店　板橋日大店	03-3958-5224
	帝京ブックセンター	03-6912-4081
都下	オリオン書房ノルテ店	042-527-1231
	木内書店	0423-45-7616
	コーチャンフォー　若葉台店	042-350-2800
	文光堂　杏林大学医学部店	0422-48-0335
	ジュンク堂書店　吉祥寺店	0422-28-5333
	ジュンク堂書店　立川高島屋店	042-512-9910
	MARUZEN　多摩センター店	042-355-3220

＜甲信越・北陸＞
山梨	ジュンク堂書店　岡島甲府店	055-231-0606
	丸善山梨大学医学部購買部	055-220-4079
	明倫堂書店　甲府店	0552-74-4331
長野	信州大学生協松本書籍部	0263-37-2983
	平安堂　長野店	026-224-4545
	MARUZEN　松本店	0263-31-8171
	宮脇書店　松本店	0263-24-2435
	明倫堂書店	0263-35-4312
新潟	紀伊國屋書店　新潟店	025-241-5281
	考古堂書店	025-229-4050
	考古堂書店　新潟大学医学部店	025-223-6185
	ジュンク堂書店　新潟店	025-374-4411
	西村書店	025-223-2388
	新潟大学生協池原店	025-223-2565
	宮脇書店　長岡店	0258-31-3700
富山	紀伊国屋書店　富山店	076-491-7031
	中田図書販売　富山大学杉谷キャンパス売店	0764-34-0929
	中田図書販売　大泉本店	0764-21-0100
	Books なかだ本店　専門書館	0764-92-1197
石川	うつのみや　金沢香林坊店	076-234-8111
	金沢大学生協　医学部店	076-264-0583

	金沢ビーンズ明文堂書店　金沢県庁前本店	076-239-4400
	紀伊國屋書店　金沢医大ブックセンター	076-286-1874
	前田書店	076-261-0055
福井	勝木書店　新二の宮店	0776-27-4678
	勝木書店　福井大学医学部店	0776-61-3300

＜東海＞

岐阜	岐阜大学生協　医学部店	058-230-1164
	自由書房　新高島屋	058-262-5661
	丸善　岐阜店	058-297-7008
静岡	ガリバー　浜松店	053-433-6632
	戸田書店　静岡本店	054-205-6111
	マルサン書店　仲見世店	0559-63-0350
	MARUZEN＆ジュンク堂書店　新静岡店	054-275-2777
	谷島屋　浜松医大売店	053-433-7837
	谷島屋　浜松本店	053-457-4165
愛知	大竹書店	052-262-3828
	三省堂書店　名古屋本店	052-566-6801
	三省堂書店　名古屋高島屋店	052-566-8877
	ジュンク堂書店　ロフト名古屋店	052-249-5592
	名古屋市立大学生協　医学部店	052-852-7346
	名古屋大学生協　医学部店	052-731-6815
	丸善　愛知医大売店	052-264-4811
	MARUZEN　名古屋本店	052-238-0320
	丸善　藤田保健衛生大学売店	0562-93-2582
三重	三重大学生協　BII店	0592-32-9531
	ワニコ書店	0592-31-3000

＜関西＞

滋賀	大垣書店　フォレオ大津一里山店	077-547-1020
	滋賀医科大学生協	077-548-2134
京都	大垣書店　イオンモールKYOTO店	075-692-3331
	ガリバー　京大病院店	075-761-0651
	ガリバー　京都店	075-751-7151
	京都大学生協　南部ショップ	075-752-1686
	京都府立医科大学生協医学部店	075-251-5964
	ジュンク堂書店　京都店	075-252-0101
	神陵文庫　京都営業所	075-761-2181
	辻井書院	075-791-3863
	丸善　京都本店	075-253-1599
大阪	アゴラブックセンター	072-621-3727
	大阪市立大学生協　医学部店	06-6645-3641
	大阪大学生協　医学部店	06-6878-7062
	紀伊國屋書店　梅田本店	06-6372-5824
	紀伊國屋書店　近畿大学医学部ブックセンター	072-368-6190
	紀伊國屋書店　グランフロント大阪店	06-7730-8451
	ジュンク堂書店　大阪本店	06-4799-1090
	ジュンク堂書店　近鉄あべのハルカス店	06-6626-2151
	ジュンク堂書店　高槻店	072-686-5300
	ジュンク堂書店　難波店	06-4396-4771
	神陵文庫　大阪支店	06-6223-5511
	神陵文庫　大阪医科大学店	0726-83-1161
	神陵文庫　大阪大学医学部病院店	06-6879-6581
	MARUZEN＆ジュンク堂書店　梅田店	06-6292-7383
	ワニコ書店　枚方店	072-841-5444
兵庫	紀伊國屋書店　兵庫医科大学売店	0798-45-6446
	神戸大学生協　医学部メディコ・アトリウム店	078-371-1435
	ジュンク堂書店　三宮店	078-392-1001
	ジュンク堂書店　姫路店	079-221-8280
	神陵文庫　本社	078-511-5551
	神陵文庫　西宮店	0798-45-2427
奈良	奈良栗田書店	0744-24-3225
和歌山	神陵文庫　和歌山店	073-433-4751
	TSUTAYA WAY・ガーデンパーク　和歌山店	073-480-5900
	和歌山県立医科大学生協	0734-48-1161

＜中国＞

鳥取	鳥取大学生協　医学部ショップ	0859-31-6030
島根	島根井上書店	0853-22-6577
	島根大学生協医学部店	0853-31-6322
岡山	岡山大学生協コジカショップ	086-235-7047
	喜久屋書店　倉敷店	086-430-5450
	紀伊國屋書店　クレド岡山店	086-212-2551
	神陵文庫　岡山営業所	086-223-8387
	泰山堂書店　川崎医大売店	086-462-2822
	泰山堂書店　鹿田本店	086-226-3211
	津山ブックセンター	0868-26-4047
	丸善　岡山シンフォニービル店	086-233-4640
広島	井上書店	082-254-5252
	紀伊國屋書店　広島店	082-225-3232
	紀伊国屋書店　ゆめタウン広島店	082-250-6100
	ジュンク堂書店　広島駅前店	082-568-3000
	神陵文庫　広島営業所	082-232-6007
	広島大学生協　霞店	082-257-5943
	フタバ図書　TERA広島府中店	082-561-0771
	フタバ図書　MEGA	082-830-0601
	MARUZEN　広島店	082-504-6210
山口	井上書店　宇部店	0836-34-3424
	山口大学生協　医心館ショップ	0836-22-5067

＜四国＞

徳島	紀伊國屋書店　徳島店	088-602-1611
	久米書店	088-623-1334
	久米書店　徳島大前店	088-632-2663
	徳島大学生協　蔵本店	088-633-0691
香川	ジュンク堂書店　高松店	087-832-0170
	宮脇書店　本店	087-851-3733
	宮脇書店　香川大学医学部店	087-898-4654
	宮脇書店　総本店	0878-23-3152
愛媛	紀伊國屋書店　いよてつ高島屋店	089-932-0005
	ジュンク堂書店　松山店	089-915-0075
	新丸三書店	089-955-7381
	新丸三書店　愛媛大医学部店	089-964-1652
	宮脇書店　新居浜本店	0897-31-0586
高知	金高堂　本店	088-822-0161
	金高堂　高知大学医学部店	088-866-1461

＜九州・沖縄＞

福岡	井上書店　小倉店	093-533-5005
	喜久屋書店　小倉店	093-514-1400
	紀伊國屋書店　久留米店	0942-45-7170
	紀伊國屋書店　福岡本店	092-434-3100
	紀伊國屋書店　ゆめタウン博多店	092-643-6721
	九州神陵文庫　本社	092-641-5555
	九州神陵文庫　久留米大学医学部店	0942-34-8660
	九州神陵文庫　福岡大学医学部店	092-801-1011
	九州大学生協　医系書籍部	092-651-7134
	ジュンク堂書店　福岡店	092-738-3322
	白石書店　産業医科大学売店	093-693-8300
	ブックセンタークエスト小倉本店	093-522-3912
	MARUZEN　博多店	092-415-5401
佐賀	紀伊國屋書店　佐賀医大ブックセンター	0952-30-0652
	紀伊國屋書店　佐賀店	0952-36-8171
長崎	紀伊國屋書店　長崎店	095-811-4919
	長崎大学生協　医学部店	095-849-7159
熊本	九州神陵文庫　熊本大学医学部病院店	096-373-5884
	金龍堂書店　まるぶん店	096-356-4733
	熊本大学生協　医学店	096-373-5433
	蔦屋書店　熊本三年坂店	096-212-9111
大分	紀伊國屋書店　大分店	097-552-6100
	九州神陵文庫　大分営業所	097-549-3133
	九州神陵文庫　大分大学医学部店	097-549-4881
	ジュンク堂書店　大分店	097-536-8181
	明林堂書店　大分本店	097-573-3400
宮崎	メディカル田中	0985-85-2976
鹿児島	鹿児島大学生協　桜ヶ丘店	099-265-4574
	紀伊國屋書店　鹿児島店	099-812-7000
	九州神陵文庫　鹿児島営業所	099-225-6668
	ジュンク堂書店　鹿児島店	099-216-8838
	ブックスミスミ　オプシア	099-813-7012
沖縄	琉球光和考文堂	098-945-5050
	ジュンク堂書店　那覇店	098-860-7175

患者を診る 地域を診る まるごと診る

総合診療の Gノート
General Practice
Back Number

毎号,総合診療で必要なあらゆるテーマをとりあげています！

好評発売中

■ 隔月刊（偶数月1日発行）
■ B5判　■ 定価（本体 2,500円+税）

2018年2月号（Vol.5 No.1）

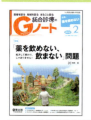

「薬を飲めない、飲まない」問題
処方して終わり，じゃありません！

矢吹 拓／編

ISBN 978-4-7581-2327-3

2017年12月号（Vol.4 No.8）

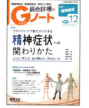

プライマリ・ケア医だからできる
精神症状への関わりかた
よりよい考え方，話の聴き方，向き合い方

増田 史，髙尾 碧，豊田喜弘，森川 暢／編

特別掲載：家庭医療×診断推論で挑む！プライマリ・ケアで出会う困難事例　by 千葉大総診カンファレンス

ISBN 978-4-7581-2326-6

2017年10月号（Vol.4 No.7）

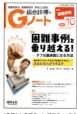

困難事例を乗り越える！
—タフな臨床医になる方法
医学的アプローチだけでは解決できない…あなたならどうする!?

長 哲太郎，石井大介，鈴木昇平／編

新連載：「伝える力」で変化を起こす！ヘルスコミュニケーション

ISBN 978-4-7581-2325-9

2017年8月号（Vol.4 No.5）

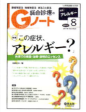

「この症状、アレルギー？」
外来での検査・治療・説明のエッセンス

田原正夫／編

ISBN 978-4-7581-2323-5

2017年6月号（Vol.4 No.4）

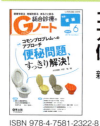

コモンプロブレムへのアプローチ
便秘問題、すっきり解決！

新連載：優れた臨床研究は，あなたの診療現場から生まれる

木村琢磨，阿部 剛／編

ISBN 978-4-7581-2322-8

2017年4月号（Vol.4 No.3）

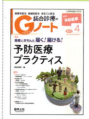

患者にきちんと届く！届ける！
予防医療プラクティス

岡田唯男／編

ISBN 978-4-7581-2321-1

バックナンバーは下記でご購入いただけます

- お近くの書店で
- 小社へ直接お申し込み（ホームページ，電話，FAX）

羊土社書籍取扱書店（小社ホームページをご覧ください）

www.yodosha.co.jp/
電話 03-5282-1211（営業）　FAX 03-5282-1212

定期購読・WEB版の詳細は巻末の申し込み用紙をご覧ください

● 各号の詳細や最新情報はGノートホームページでご覧いただけます

www.yodosha.co.jp/gnote/　　Gノート 羊土社　で検索

患者を診る 地域を診る まるごと診る

総合診療のGノート

次号予告

6月号 2018
(Vol.5 No.4)
2018年6月1日発行

特集

もしも一人診療所の医師だったら いざというとき求められる各科手技（仮題）
〜各科専門医からみた，総合診療あるある〜

編集／齋藤 学（合同会社ゲネプロ），本村和久（沖縄県立中部病院 総合診療科）

> 総合診療医（GP）が各科の専門医に患者を紹介する機会は多いと思いますが，なかには「少しトレーニングしたら自分でも対応できるのでは」という症例・手技もあるかもしれません．本特集では，そのような"総合診療あるある"を各科専門医の視点から解説．「患者さんがGPの一人診療所を受診した」という症例を通して，GPの対応・紹介 → 各科専門医の対応・逆紹介を具体的に学び，各科とのよりよい連携，さらにはProcedual GP（手技のできるGP）をめざします！

1) 例：こどもが顔を怪我した ―小児顔面外傷（形成外科） ……… 高橋卓也
2) 例：じわじわ出血する ―不正出血（産婦人科） ……… 山口純子
3) 例：目にゴミが入った ―角膜異物（眼科） ……… 石井恵美
4) 例：耳が痛い ―中耳炎と鼓膜切開（耳鼻科） ……… 飯塚 崇
5) 例：ほくろができた ―悪性黒色腫（皮膚科） ……… 外川八英
6) 例：膝が痛い ―変形性膝関節症（整形外科） ……… 橋元球一
7) 例：血尿が出た ―前立腺炎（泌尿器科） ……… 齋藤駿河
8) 例：被せ物が取れた ―咬合性外傷（歯科） ……… 大木理史

連載

◆ どうなる日本!? こうなる医療!!
   遠隔医療のこれまで，これから③「遠隔医療の今後」 ……… 柏木秀行

◆ Common disease診療のための ガイドライン早わかり
   第26回「便秘」 ……… 石井洋介

◆ 聞きたい！知りたい！ 薬の使い分け
   第26回「オピオイド鎮痛薬の使い分け」 ……… 大津秀一

◆ 誌上EBM抄読会 診療に活かせる論文の読み方が身につきます！
   第23回「潜在性甲状腺機能低下症は心血管イベントのリスクか？」
   ……… 安原大樹，南郷栄秀

◆ 「伝える力」で変化を起こす ヘルスコミュニケーション
   第5回「心理学や哲学の理論を診療に活かす！」 ……… 柴田綾子，市川 衛

◆ なるほど！使える！在宅医療のお役立ちワザ
   第20回「移動時間の効率的な使い方」 ……… 姜 琪鎬

◆ 優れた臨床研究は，あなたの診療現場から生まれる
   第7回「サーベイ研究の具体例」 ……… 森屋淳子，金子 惇

◆ 思い出のポートフォリオを紹介します ……… 天野雅之，明石陽介

◆ 赤ふん坊やの「拝啓 首長さんに会ってきました☆」 ……… 井階友貴

ほか

※ タイトルはすべて仮題です．内容，執筆者は変更になることがございます

"患者を診る 地域を診る まるごと診る"ための『Gノート』は定期購読がオススメです！

- ●通常号（隔月刊6冊）定価（本体15,000円＋税）
- ●通常号＋増刊（隔月刊6冊＋増刊2冊）定価（本体24,600円＋税）
- ●通常号＋WEB版※1 定価（本体18,000円＋税）
- ●通常号＋WEB版※1＋増刊 定価（本体27,600円＋税）

※1　WEB版は通常号のみのサービスとなります
※2　海外からのご購読は送料実費となります

便利でお得な年間定期購読をぜひご利用ください！

- 送料無料※2
- 最新号がすぐ届く！
- お好きな号からはじめられる！
- WEB版でより手軽に！

下記でご購入いただけます
- ●お近くの書店で：羊土社書籍取扱書店（小社ホームページをご覧ください）
- ●ホームページから または 小社へ直接お申し込み：www.yodosha.co.jp/
　　：TEL 03-5282-1211（営業）　　FAX 03-5282-1212

▶編集ボード

前野哲博	（筑波大学附属病院 総合診療科）
南郷栄秀	（東京北医療センター 総合診療科）
大橋博樹	（多摩ファミリークリニック）

▶編集アドバイザー（50音順）

井階友貴／太田　浩／木村琢磨／草場鉄周／
千葉　大／中山明子／濱口杉大／林　寛之／
茂木恒俊／森　敬良／横林賢一／吉本　尚

◆編集部より◆

Gノートに携わるようになり、総合診療について学ぶ日々です．特集テーマの「地域ヘルスプロモーション」を初めて耳にした時は、診療とはかけ離れたように思える語感に、総合診療が担う領域の広さを感じました．各地域での実践の工夫やコツ、そして熱い思いが詰まった本特集を、ご活用いただけたら嬉しい限りです．

また今月号から新連載が2つスタートします．地域が見えるユニークな対談、Webでも読める企画等、新しい試みが盛りだくさんですので、ぜひご覧ください！

新専門医制度が始まり、新たな気持ちで春を迎えた方もいらっしゃるかと思います．弊誌はこれからも「患者を診る 地域を診る まるごと診る」をモットーに、現場目線の雑誌を目指してまいります．スタッフ一同、気合十分の春です．

（田中）

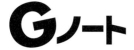

Vol. 5　No. 3　2018〔通巻30号〕〔隔月刊〕
2018年4月1日発行　第5巻　第3号
ISBN978-4-7581-2329-7

定価　本体2,500円＋税（送料実費別途）

年間購読料
　15,000円＋税（通常号6冊、送料弊社負担）
　24,600円＋税（通常号6冊、増刊2冊、送料弊社負担）
郵便振替　00130-3-38674

© YODOSHA CO., LTD. 2018
Printed in Japan

発行人	一戸裕子	
編集人	久本容子	
編集スタッフ	松島夏苗，森　悠美，野々村万有，田中桃子	
制作スタッフ	岸　友美，鳥山拓朗，足達　智	
広告営業・販売	永山雄大，松本崇敬	
発行所	株式会社羊土社 〒101-0052　東京都千代田区神田小川町2-5-1 TEL　03（5282）1211／FAX　03（5282）1212 E-mail　eigyo@yodosha.co.jp URL　www.yodosha.co.jp/	
印刷所	株式会社　平河工業社	
広告申込	羊土社営業部までお問い合わせ下さい．	

本誌に掲載する著作物の複製権・上映権・譲渡権・公衆送信権（送信可能化権を含む）は（株）羊土社が保有します．
本誌を無断で複製する行為（コピー、スキャン、デジタルデータ化など）は、著作権法上での限られた例外（「私的使用のための複製」など）を除き禁じられています．研究活動、診療を含む業務上使用する目的で上記の行為を行うことは大学、病院、企業などにおける内部的な利用であっても、私的使用には該当せず、違法です．また私的使用のためであっても、代行業者等の第三者に依頼して上記の行為を行うことは違法となります．

JCOPY　＜（社）出版者著作権管理機構　委託出版物＞本誌の無断複写は著作権法上での例外を除き禁じられています．複写される場合は、そのつど事前に、（社）出版者著作権管理機構（TEL 03-3513-6969, FAX 03-3513-6979, e-mail: info@jcopy.or.jp）の許諾を得てください．

治療薬をどう選び、どう使うか

第一選択薬は？ 類似薬との使い分けは？ 患者の病態にあわせた調整は？ 薬を使いこなすヒントがあります！

プライマリ・ケア医のための 内科治療薬 使い分けマニュアル

編集　藤村昭夫
編集協力　上野桂一　佐々木正人　匹田さやか

臨床経験豊かなエキスパートが、日常診療でよく診る疾患に対して、知っておきたい知識、治療、汎用薬をシンプルにまとめました！

定価（本体5,000円＋税）
A5判／500頁（予定）／2018年4月刊
ISBN：978-4-8407-5068-4

患者の高齢化などを背景に、診療所やクリニックなどにおけるかかりつけ医の役割は、ますます大きな注目を集めています。かかりつけ医、つまりプライマリ・ケアに携わる医師は、外来でさまざまな疾患を限られた時間で診療しなければならず、数ある治療薬の選択や治療後のフォローは決して容易なものではありません。

本書は、臨床経験豊かなエキスパートが、日常診療でよく診る疾患に関するスタンダードな治療方法・汎用薬の特徴などを箇条書きでシンプルにまとめ、「治療薬をどう選び、どう使うか」を短時間で検索できる書籍です。

総論では、外来診療の心得から最適な薬物処方の考え方、診療力アップの知識とワザなど、すべての医師が押さえておきたいポイントをまとめました。また、各論では一般的な内科外来で診ることの多い全身の症候・主要疾患における薬物治療戦略や各薬物の特徴、類似薬の使い分けをまとめています。

幅広い領域で、かつコモンディジーズ（common disease）を網羅し、あらゆるシチュエーションで役立つので、ジェネラリストをめざす医師、研修医や在宅医、病院勤務の総合診療医など、プライマリ・ケアに携わるすべての医師必携の一冊です。

株式会社じほう
http://www.jiho.co.jp/
〒101-8421　東京都千代田区神田猿楽町1-5-15 猿楽町SSビル／TEL 03-3233-6333　FAX 0120-657-769
〒541-0044　大阪市中央区伏見町2-1-1 三井住友銀行高麗橋ビル／TEL 06-6231-7061　FAX 0120-189-015

MEDSiの新刊

**体幹部のCT検査には、この1冊が欠かせない！
レベルが高く、正しく安全なCT診断を行うために**

最新 Body CT 診断
検査の組み立てから読影まで

- 編集：粟井 和夫 広島大学大学院医歯薬保健学研究科放射線診断学 教授
  陣崎 雅弘 慶応義塾大学医学部放射線科学(診断) 教授
- 定価：本体5,800円＋税
- B5　●頁380　●色図75・写真487　●2018年
- ISBN978-4-89592-907-3

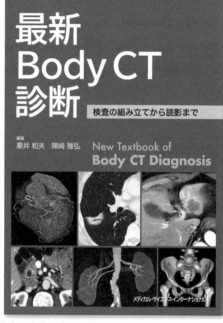

CTは、検査・読影の前提となる基本的事項を十分に理解した上ではじめて、質の高い診断を行うことができる。そうした理念のもと本書では、体幹部(body)におけるCTの最新技術、造影検査、検査の設計図である撮像プロトコールを具体的に提示し、頻度の高い疾患の読影に関する知識を整理、わかりやすく解説する。病態に応じたCT検査の立案の仕方やCT画像の特性を生かした合理的な読影法がわかる。若手からベテランの放射線科医をはじめ、放射線技師や一般臨床医に最適なガイドとなる書。

目次

PartI 基礎編：知っておくべきCTの基礎
1. CTのハードウェア・ソフトウェア（檜垣 徹、粟井 和夫）
2. 体内動態に基づく造影剤の投与法の基礎（粟井 和夫）
3. 造影剤使用における安全対策（飯田 慎、粟井 和夫）
4. CTの被ばく対策（檜垣 徹、粟井 和夫、福本 航、石田 万里、田代 聡、中浦 猛）

PartII 臨床編：検査の実際と読影の基本
5. 心臓・血管（立神 史稔）
6. 呼吸器（杉浦 弘明、南 康大、陣崎 雅弘）
7. 肝臓（中村 優子、粟井 和夫）
8. 膵臓（小坂 一斗）
9. 胆道（吉満 研吾、武藤 絵美、坂本 桂子）
10. 泌尿器（秋田 大宇、陣崎 雅弘）
11. 消化管、CT colonography、CT enterography（伊牟田 真功）
12. 外傷パンスキャン・全身スクリーニング（棚橋 裕吉、近藤 浩史）

＊（ ）内は執筆者名

腹部CT診断の必須知識を余すところなく解説した定番テキスト

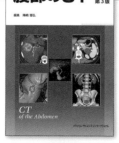

 好評関連書 腹部のCT 第3版

- 編集：陣崎 雅弘
- 定価：本体13,000円＋税
- B5　●頁704　●図142・写真1491　●2017年
- ISBN978-4-89592-877-9

MEDSi メディカル・サイエンス・インターナショナル
113-0033　東京都文京区本郷1-28-36鳳明ビル
TEL 03-5804-6051　FAX 03-5804-6055
http://www.medsi.co.jp
E-mail info@medsi.co.jp

百花良覧。

読めば明日の診療がさらに良くなる、とっておきのシリーズです。

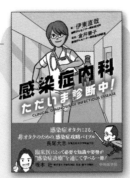

医学生・研修医はもちろん、
しておきたいドクターや
求めるコメディカルにも

自分の臨床スキルを再確認
アクティブに医療知識を
超オススメなんです！！

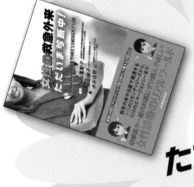

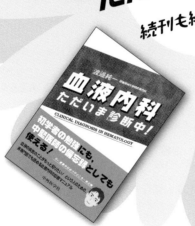

大好評!!
ただいま診断中！シリーズ
続刊も続々登場予定！

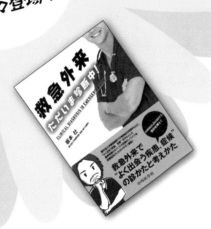

●●●「ただいま診断中！」シリーズ（続刊もご期待ください！）●●●

呼吸器内科 ただいま診断中！	救急外来 ただいま診断中！	血液内科 ただいま診断中！	女性の救急外来 ただいま診断中！	感染症内科 ただいま診断中！
長尾大志／著	坂本 壮／著	渡邉純一／著	井上真智子／編集 柴田綾子・水谷佳敬／著	倉井華子／監修 伊東直哉／著
定価(本体 4,200 円＋税) ISBN978-4-498-13020-3	定価(本体 6,400 円＋税) ISBN978-4-498-06682-3	定価(本体 6,600 円＋税) ISBN978-4-498-22504-6	定価(本体 4,400 円＋税) ISBN978-4-498-06696-0	定価(本体 6,800 円＋税) ISBN978-4-498-02126-6

中外医学社 〒162-0805 東京都新宿区矢来町62　TEL: 03-3268-2701　FAX: 03-3268-2722
http://www.chugaiigaku.jp　E-mail: sales@chugaiigaku.jp ［営業部］

増刊 レジデントノート

1つのテーマをより広くより深く

□ 年6冊発行　□ B5判

レジデントノート Vol.20 No.2　増刊(2018年4月発行)

電解質異常の診かた・考え方・動き方
緊急性の判断からはじめるFirst Aid

新刊

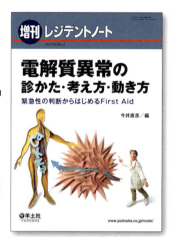

編集／今井直彦

□ 定価(本体4,700円+税)　□ 182頁　□ ISBN978-4-7581-1606-0

- 各電解質異常の症状や心電図異常，注意すべき薬剤についてじっくり解説！
- 動き方の判断に関わる"緊急性の有無"の見分け方から診断，治療の選択までわかる
- 症例も豊富に収録！読めば経験値がアップする！

本書の内容

第1章　総論：電解質異常の緊急性：電解質異常の緊急性の有無

第2章　総論：電解質異常でみられる症状と心電図異常：
　電解質異常でみられる症状と電解質異常を疑うポイント／電解質異常でみられる心電図異常

第3章　総論：薬剤，高齢者，担癌患者と電解質異常：
　電解質異常に注意すべき薬剤／高齢者と電解質異常／担癌患者と電解質異常

第4章　各論：電解質異常の症状，原因，診断，治療：
　ナトリウム／カリウム／カルシウム／リン／マグネシウム

第5章　症例から学ぶ電解質異常の診かた・考え方・動き方
　1. 緊急性がある症例にどう対処する？：症候性の高ナトリウム血症と細胞外液量低下の症例／筋力低下を伴った低リン血症の症例／致死的な症状を伴った高マグネシウム血症の症例 などほか7項目
　2. 緊急性がない症例にどう対処する？：中枢神経症状に乏しい高ナトリウム血症と細胞外液量増加の症例／血液透析導入時に発症した高リン血症の症例／コントロール不良の糖尿病を伴った低マグネシウム血症の症例 などほか7項目

電解質異常診療の基礎力と実践力が同時に鍛えられる！

発行　羊土社 YODOSHA
〒101-0052　東京都千代田区神田小川町2-5-1　TEL 03(5282)1211　FAX 03(5282)1212
E-mail：eigyo@yodosha.co.jp
URL：www.yodosha.co.jp/

ご注文は最寄りの書店，または小社営業部まで